A. B. Imhoff (Hrsg.) Fortbildung Orthopädie – Die ASG-Kurse der DGOOC

Band 6: **C**omputer **A**ssisted **O**rthopedic **S**urgery

A. B. Imhoff (Hrsg.)

Fortbildung Orthopädie
Die ASG-Kurse der DGOOC

Band 6: **C**omputer
Assisted
Orthopedic
Surgery

Mit 76 Abbildungen in 98 Einzeldarstellungen
und 22 Tabellen

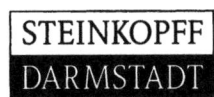
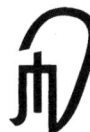

Prof. Dr. med. Andreas B. Imhoff
Abteilung und Poliklinik für Sportorthopädie
TU München
Connollystraße 32, 80809 München

ISBN 978-3-7985-1184-2

Die Deutsche Bibliothek – CIP-Einheitsaufnahme
Fortbildung Orthopädie: die ASG-Kurse der DGOOC/
A.B. Imhoff (Hrsg.). – Darmstadt: Steinkopff
  Bd. 6. Computer Assisted Orthopedic Surgery / CAOS – 2002
  ISBN 978-3-7985-1184-2   ISBN 978-3-642-57527-3 (eBook)
  DOI 10.1007/978-3-642-57527-3

Dieses Werk ist urheberrechtlich geschützt. Die dadurch begründeten Rechte, insbesondere die der Übersetzung, des Nachdrucks, des Vortrags, der Entnahme von Abbildungen und Tabellen, der Funksendung, der Mikroverfilmung oder der Vervielfältigung auf anderen Wegen und der Speicherung in Datenverarbeitungsanlagen, bleiben, auch bei nur auszugsweiser Verwertung, vorbehalten. Eine Vervielfältigung dieses Werkes oder von Teilen dieses Werkes ist auch im Einzelfall nur in den Grenzen der gesetzlichen Bestimmungen des Urheberrechtsgesetzes der Bundesrepublik Deutschland vom 9. September 1965 in der jeweils geltenden Fassung zulässig. Sie ist grundsätzlich vergütungspflichtig. Zuwiderhandlungen unterliegen den Strafbestimmungen des Urheberrechtsgesetzes.

http:///www.steinkopff.springer.de

© Springer-Verlag Berlin Heidelberg 2002
Ursprünglich erschienen bei Steinkopff Verlag Darmstadt 2002

Die Wiedergabe von Gebrauchsnamen, Handelsnamen, Warenbezeichnungen usw. in diesem Werk berechtigt auch ohne besondere Kennzeichnung nicht zu der Annahme, dass solche Namen im Sinne der Warenzeichen- und Markenschutz-Gesetzgebung als frei zu betrachten wären und daher von jedermann benutzt werden dürften.

Produkthaftung: Für Angaben über Dosierungsanweisungen und Applikationsformen kann vom Verlag keine Gewähr übernommen werden. Derartige Angaben müssen vom jeweiligen Anwender im Einzelfall anhand anderer Literaturstellen auf ihre Richtigkeit überprüft werden.

Herstellung: Klemens Schwind
Umschlaggestaltung: Erich Kirchner, Heidelberg
Satz: K+V Fotosatz GmbH, Beerfelden

SPIN 10736190   105/7231-5 4 3 2 1 0 – Gedruckt auf säurefreiem Papier

Vorwort

Der Vorstand der DGOOC hat zusammen mit dem BVO seit Jahrzenten die ASG-Fortbildungskurse, die mittlerweile ja fester Bestandteil der Deutschen Orthopädenkongresse geworden sind, gefördert und die Buchreihe Fortbildung Orthopädie mit der Schirmherrschaft der DGOT unterstützt. Der Vorstand ist deshalb Frau Dr. Gertrud Volkert und dem Steinkopff-Verlag sehr dankbar, dass sie mit neuem Engagement seit 1999 die Fortführung der Buchreihe übernommen haben.

Die Fortbildungskurse der ASG-Fellows richten sich nach dem Vorbild der „Instructional Courses der AAOS (American Association of Orthopaedic Surgeons)" an angehende Fachärzte für Orthopädie und Orthopädische Chirurgie, aber auch an erfahrene Orthopäden in Praxis und Klinik, die von bestausgewiesenen Wissenschaftlern eine kompetente Übersicht über Neues zu aktuellen und modernen Krankheitsbildern erfahren möchten. Die ASG-Kursbücher erschienen bereits von 1990 bis 1996 unter dem Titel „Aktuelle Schwerpunkte der Orthopädie" im Georg-Thieme-Verlag. Das neue Konzept hat das Ziel, mit der Reihe Fortbildung Orthopädie über 3–4 Jahre in 6 Bänden die gesamte Thematik der Orthopädie nach topographischen Gesichtspunkten gegliedert darzustellen. Die bisherigen Bände waren mit Band I dem Thema Schulter – Ellbogen – Hüfte – Stoßwelle, mit Band II dem Thema Wirbelsäule, mit Band III dem Thema Knie, mit Band IV dem Thema Fuß und mit Band V dem Thema Magnet-Resonanz-Tomographie gewidmet.

Mit dem jetzt vorliegenden Band VI wird mit dem aktuellen Thema der Computer-assistierten Chirurgie (CAS) oder der Computer Assisted Orthopaedic Surgery der aktuellen Entwicklung Rechnung getragen. Die Kurse der letzten beiden Jahre hatten sich speziell mit der Robotik und Navigation bei Hüftendoprothetik, beim Kreuzbandersatz und in der Wirbelsäulenchirurgie befasst. Um eine Optimierung der Prothesenimplantation an Hüft- und Kniegelenk zu ermöglichen, müssen die mechanischen Achsen in allen Ebenen zuverlässig wiederhergestellt und die Prothesen bezüglich Rotation und Neigung frontal wie sagittal exakt ausgerichtet werden. In diesem Buch ist es gelungen, eine aktuelle Übersicht über den derzeitigen Stand von Robotik und Navigation in der Orthopädischen Chirurgie darzulegen, von den aktiven, semiaktiven und passiven Robotersystemen bis zu den Navigationssystemen mit dreidimensionalen CT- oder MR-Daten zur präoperativen Planung bzw. Navigationssysteme zur interoperativen Planung und Navigation.

Wiederum danken wir allen Referenten und Mitarbeitern, die mit ihren Beiträgen zum Gelingen dieses nunmehr sechsten Bandes der neuen Fortbildungsreihe Orthopädie beigetragen haben. Auch dieses Buch ist nur dank der sehr guten Zusammenarbeit mit Frau Dr. Gertrud Volkert, Steinkopff-Verlag, und meiner Sekretärin, Frau Gabi Gistl, möglich geworden.

Für die ASG-Kurskommission 2002   Andreas B. Imhoff

Inhaltsverzeichnis

Wirbelsäule

1 Erfahrungen mit der intraoperativen Navigation an der Halswirbelsäule 3
A. Weidner

2 Fluoroskopieassistierte Navigation der Brust- und Lendenwirbelsäule 9
K. Wiechert, F. Hohmann, H. M. Mayer

Hüfte

3 CAOS am proximalen Femur mit dem Robodoc-System 19
R. Wetzel

4 Computerassistierte Chirurgie am proximalen Femur
mit dem CASPAR-System 27
J. Hassenpflug

5 Computerassistierte Planung und Navigation
der Hüftendoprothesenimplantation 31
J. Babisch, F. Layher, R. A. Venbrocks

6 Fluoroskopie-basierte 3D-Navigation am proximalen Femur 39
R. Burgkart, M. Dötter, M. Roth, A. Schweikard, R. Gradinger

7 Movement Mapping (MM) als dynamische Operationsplanung
von Hüftendoprothesen – Eine Voraussetzung zur Navigation? 45
J. Jerosch, A. Weipert, St. Hanusek

8 Range of Motion von Hüftendoprothesen –
Leitlinien zu Implantatdesign und -positionierung 51
R. Bader, E. Steinhauser, G. Willmann, W. Mittelmeier, R. Gradinger

Knie – Vorderes Kreuzband (VKB)

9 Experimentelle Untersuchungen zur Genauigkeit
der VKB-Tunnelplatzierung mit Hilfe des aktiven Roboters „CASPAR" 59
A. Burkart, V. Musahl, R. E. Debski, Andrew Van Scyoc, P. McMahon,
F. H. Fu, S. L.-Y. Woo

10 Die computerassistierte Planung und roboterassistierte Ersatzplastik
des vorderen Kreuzbandes mit dem CASPAR-System 65
J. Petermann, M. Schierl, A. Pashmineh Azar, E. Ziring, L. Gotzen

Knie – Endoprothetik

11 Optimierung der computerassistierten Implantation
von Knieendoprothesen mit dem Navitrack™-System 79
T. Mattes, K.-P. Günther, W. Puhl, H.-P. Scharf

12 Navigation in der Knieendoprothetik – Grundlagen, klinische Erfahrungen
und Vergleich mit konventioneller Implantationstechnik 91
R. K. Miehlke

13 Kinematische Computernavigation für den Kniegelenkersatz 99
H. Kiefer, U. Schmerwitz, D. Langemeyer

14 CAOS in der Knieendoprothetik 105
W. Siebert, S. Mai, P. F. Heeckt

Roboterassistiertes Operieren – Orientierende Leitsätze

15 Vorschläge für orientierende Leitsätze „Roboterunterstütztes Operieren" . . . 119
J. Hassenpflug

Autorenverzeichnis

Dr. med. J. Babisch
Orthopädische Klinik der FSU Jena
Waldkrankenhaus „Rudolf Elle"
Klosterlausnitzer Straße 81
07607 Eisenberg

Dr. med. Dipl.-Ing. R. Bader
Klinik für Orthopädie und Sportorthopädie
Technische Universität München
Conollystraße 32
80809 München

Dr. med. R. Burgkart
Klinik für Orthopädie und Sportorthopädie
der Technischen Universität München
Ismaningerstraße 22
81675 München

Dr. med. A. Burkart
Abteilung für Sportorthopädie
Technische Universität München
Conollystraße 32
80809 München

Richard E. Debski, MD
Department of Orthopaedic Surgery
and Bioengineering
University of Pittsburgh School
of Engineering
Pittsburgh, Pennsylvania, USA

Dipl.-Inf. M. Dötter
Institut für Informatik
Technische Universität München
Orleansstraße 34
81667 München

Freddie H. Fu, MD
Center for Sports Medicine and
Rehabilitation
Department of Orthopaedic Surgery
University of Pittsburgh School
of Medicine
Pittsburgh, Pennsylvania, USA

Prof. Dr. med. L. Gotzen
Klinik für Unfall-, Wiederherstellungs-
und Handchirurgie
Philipps Universität Marburg
Baldingerstraße
35043 Marburg

Prof. Dr. med. R. Gradinger
Klinik und Poliklinik für Orthopädie
der Technischen Universität München
Ismaningerstraße 22
81675 München

Dr. med. K.-P. Günther
Orthopädische Klinik
Rehabilitationskrankenhaus
Oberer Eselsberg 45
89081 Ulm

St. Hanusek
OS Orthopedic Services GmbH
Jahnstraße 27–29
63533 Mainhausen

Prof. Dr. med. J. Hassenpflug
Orthopädische Universitätsklinik Kiel
Michaelis Straße 1
24105 Kiel

PD Dr. med. P. F. Heeckt
Fresenius ProServe
Borkenberg 14
61440 Oberursel

Dr. med. F. Hohmann
Wirbelsäulenzentrum
Orthopädische Klinik
München-Harlaching
Harlachinger Straße 51
81547 München

Prof. Dr. med. Dr. h.c. J. Jerosch
Orthopädische Abteilung
Johanna-Etienne-Krankenhaus
Am Hasenberg 46
41462 Neuss

Prof. Dr. med. H. Kiefer
Klinik für Unfall- und Wiederherstellungschirurgie/Lukas-Krankenhaus
Hindenburgstraße 56
32257 Bünde

D. Langemeyer
Klinik für Unfall- und Wiederherstellungschirurgie/Lukas-Krankenhaus
Hindenburgstraße 56
32257 Bünde

Dr. Ing. F. Layher
Orthopädische Klinik der FSU Jena
Waldkrankenhaus „Rudolf Elle"
Klosterlausnitzer Straße 81
07607 Eisenberg

Dr. med. S. Mai
Orthopädische Klinik Kassel
Wilhelmshöher Allee 345
34131 Kassel

Dr. med. T. Mattes
Orthopädische Abteilung des
Rehabilitationskrankenhauses Ulm
Orthopädische Klinik mit Querschnittgelähmtenzentrum der Universität Ulm
Oberer Eselsberg 45
89081 Ulm

PD Dr. med. H. M. Mayer
Wirbelsäulenzentrum
Orthopädische Klinik
München-Harlaching
Harlachinger Straße 51
81547 München

Patrick J. McMahon, MD
Department of Orthopaedics
College of Medicine
University of California at Irvine
Irvine, California, USA

Prof. Dr. med. R. K. Miehlke
Abteilung für Rheumaorthopädie
Nordwestdeutsches Rheumazentrum
St. Josef-Stift
Westtor 7
48324 Sendenhorst

PD Dr. med. W. Mittelmeier
Klinik für Orthopädie und
Sportorthopädie
der Technischen Universität München
Ismaningerstraße 22
81675 München

Volker Musahl, MD
Center for Sports Medicine and
Rehabilitation
Department of Orthopaedic Surgery
University of Pittsburgh School
of Medicine
Pittsburgh, Pennsylvania, USA

A. Pashmineh Azar
Klinik für Unfall-,
Wiederherstellungs- und Handchirurgie
Philipps-Universität Marburg
Baldingerstraße
35043 Marburg

Dr. med. J. Petermann
Bereich Unfall- und Gelenkchirurgie
der Chirurgischen Klinik
St. Vinzenzkrankenhaus
Am Frankfurter Tor 25
62350 Hanau

Prof. Dr. med. W. Puhl
Orthopädische Klinik
Rehabilitationskrankenhaus
Oberer Eselsberg 45
89081 Ulm

Dr. M. Roth
Institut für Informatik
Technische Universität München
Orleansstraße 34
81667 München

Prof. Dr. med. H.-P. Scharf
Orthopädische Klinik
Klinikum Mannheim gGmbH
Theodor-Kutzer-Ufer 1–3
68167 Mannheim

Dr. med. M. Schierl
Klinik für Unfall-,
Wiederherstellungs- und Handchirurgie
Philipps-Universität Marburg
Baldingerstraße
35043 Marburg

Dr. med. U. Schmerwitz
Klinik für Unfall- und Wiederherstellungschirurgie/Lukas-Krankenhaus
Hindenburgstraße 56
32257 Bünde

Prof. Dr. med. A. Schweikard
Institut für Informatik
Technische Universität München
Orleansstraße 34
81667 München

Prof. Dr. med. W. Siebert
Orthopädische Klinik Kassel
Wilhelmshöher Allee 345
34131 Kassel

Dr. Ing. E. Steinhauser
Klinik für Orthopädie und
Sportorthopädie
Technische Universität München
Conollystraße 32
80809 München

Andrew Van Scyoc, MD
Center for Sports Medicine and
Rehabilitation
Department of Orthopaedic Surgery
University of Pittsburgh School
of Medicine
Pittsburgh, Pennsylvania, USA

Prof. Dr. med. R. A. Venbrocks
Orthopädische Klinik
Rudolf-Elle-Krankenhaus
Klosterlausnitzer Straße 1
07607 Eisenberg

Prof. Dr. med. A. Weidner
Abteilung für Wirbelsäulenchirurgie
St.-Elisabeth-Hospital
Große Straße 41
49477 Ibbenbüren

Dr. A. Weipert
Orthopedic Services
Jahnstraße 27–29
63533 Mainhausen

Prof. Dr. med. R. Wetzel
Kliniken Harthausen
Dr.-Wilhelm-Knarr-Weg 1–3
83043 Bad Aibling

Dr. med. K. Wiechert
Wirbelsäulenzentrum
Orthopädische Klinik
München-Harlaching
Harlachinger Straße 51
81547 München

G. Willmann, MS PhD
CeramTec AG
Fabrikstraße 23–29
73207 Plochingen

Savio L.-Y. Woo, MD
Department of Orthopaedic Surgery
and Bioengineering
University of Pittsburgh School of
Engineering
Pittsburgh, Pennsylvania, USA

E. Ziring
Klinik für Unfall- und
Wiederherstellungschirurgie
Ev. Jung-Stilling-Krankenhaus
Siegen gGmbH
Kampenstraße 51
57072 Siegen

Wirbelsäule

KAPITEL 1

Erfahrungen mit der intraoperativen Navigation an der Halswirbelsäule

A. Weidner

Einleitung

Vor Jahren verfügten nur Flugzeuge und Schiffe über leistungsfähige Navigationssysteme, die es erlaubten, ein Ziel in der Nacht oder bei Nebel ohne direkte Sicht nur mithilfe von Computerberechnungen sicher zu erreichen. Jetzt sind derartige Systeme auch für Kraftfahrzeuge serienmäßig erhältlich. Sie sind hilfreich, besitzen aber auch Tücken: wenn der in den Computer eingelesene Datensatz nicht mehr aktuell ist, wird man auf nicht mehr existierende Straßen verwiesen.

Navigationssysteme haben auch in den Operationssaal Einzug gehalten. Von Neurochirurgen wurde eine Methode (die Stereotaxie) entwickelt, um einen im Operationsfeld nicht sichtbaren Punkt im Gehirn zielgenau zu erreichen. Die Koordinaten des Zielpunktes wurden auf ein Phantom übertragen und in diesem konnte der Eintrittspunkt in den Schädel abgelesen und auf das Operationsfeld übertragen werden. Erst mit dieser Vorstufe der computerassistierten Navigation ließen sich Operationen in schwer zugänglichen Gehirnbezirken ohne gravierende Komplikationen durchführen.

Verbesserungen der Stereotaxie und die sich rasant entwickelnde Computertechnik führten dazu, dass auch in der Wirbelsäulenchirurgie diese neue Technik übernommen wurde. Wie bei jedem neuen Verfahren wurde zuerst die Frage gestellt, ob diese Technik verlässlich ist und später fragten Kritiker, ob die intraoperative Navigation überhaupt notwendig ist und welche bisher unerkannten Risiken noch zu erwarten sind.

In der Wirbelsäulenchirurgie wurde die Navigation zuerst für die Pedikelschraube an der Lendenwirbelsäule eingesetzt. Die anatomischen Bedingungen an der Halswirbelsäule sind aber ungleich komplizierter als an der Lendenwirbelsäule, daher werden höhere Ansprüche an die Genauigkeit und die Verlässlichkeit der Navigationssysteme gestellt.

Wie an der Lendenwirbelsäule sind auch bei Operationen an der Halswirbelsäule Implantate (Schrauben, Stäbe und Platten) notwendig, um die Stabilität der Wirbelverbindung zu erreichen. Mit dieser Technik lässt sich die beschwerliche postoperative Immobilisation vermeiden. Diese Operationsverfahren sind jetzt allgemein akzeptiert, obwohl sie nicht ohne Risiken sind, da besonders beim Einbringen der Schrauben Verletzungen des Rückenmarks, der Nervenwurzeln oder der Arteria vertebralis auftreten können. Während der Eintrittspunkt der Schraube in die Wirbelsäule genau lokalisiert werden kann, sind Richtung und Länge der Schraube einer visuellen Kontrolle meist nicht zugänglich. Markante anatomische Strukturen im Operationsfeld oder aber auf dem Bildschirm bei der intraoperativen Durchleuchtung dienen als Hilfspunkte für die Schraubenrichtung und -länge. Auch das Tastgefühl beim Aufbohren des Schraubenkanals und die Erfahrung des Operateurs mindern die Verletzungsgefahr, können diese aber nicht verhindern.

Die relativ neue Technik der intraoperativen Navigation verspricht das Risiko dieser Stabilisationsverfahren zu verringern. Mit diesem Verfahren wird eine risikoarme und biomechanisch günstige Schraubenlage zuvor in einem virtuellen Operationsfeld geplant und bei der Operation werden diese Daten auf das reale Operationsfeld übertragen. Bei jeder neuen, bisher nicht allgemein akzeptierten Technik besteht die Gefahr, dass das notwendige Marketing den Blick verstellt und dass unbewiesene Aussagen der Prospekte unkritisch übernommen werden. Mit den hier vorgestellten Operationen lässt sich beweisen, ob diese Methode das hält, was Hochglanzbroschüren versprechen und was an Wirbelsäulenmodellen in Workshops demonstriert wird.

Prinzip der intraoperativen Navigation

Zwei verschiedene Verfahren stehen zur Verfügung: Sie unterscheiden sich in dem Datensatz, den der Computer zur Navigation erhält, um Berechnungen anzustellen. Besteht der Datensatz aus einem Computertomogramm, ist eine dreidimensionale Darstellung möglich, während Daten von einem Röntgenbild nur in zwei Dimensionen abgebildet werden.

■ **CT-basierte Navigation.** Bei der CT-basierten Navigation ist ein speziell angefertigtes Computertomogramm notwendig, an dem die Schraubenlage geplant werden kann. Meist muss zu dem bereits vorhandenen diagnostischen Computertomogramm ein neues CT angefertigt werden, da die Aufnahmeparameter unterschiedlich sind. Die Schichtdicke sollte 1,5 mm nicht unterschreiten, da sonst die Genauigkeit nicht ausreichend ist. Der Eintrittspunkt der Schraube in die Wirbelsäule und die Richtung der Schraube können präoperativ mit einer Planungssoftware in dem Navigationscomputer festgelegt werden, wobei die Nähe von Rückenmark, Nerven oder Arteria vertebralis vermieden werden kann. Auch Schraubenlänge und -dicke lässt sich präoperativ an die anatomischen Begebenheiten anpassen.

Intraoperativ wird diese virtuelle Planung auf das reale Operationsfeld übertragen.

Voraussetzung ist, dass das virtuelle Planungsbild mit dem realen Operationssitus zur Deckung gebracht werden kann (Registrierung). Hierzu sind Tastinstrumente notwendig, die mit lichtemittierenden Dioden (LED) bestückt sind. Dieses Licht wird von einer Kamera erkannt und der Computer errechnet aus diesen Daten die jeweils aktuelle Position des Instrumentes im Raum. Markante Punkte im realen Operationsfeld werden mit diesem Taster berührt und die entsprechenden Punkte im virtuellen Planungsbild angeklickt. Zusätzlich wird auch das Oberflächenrelief des Operationsfelds abgetastet. Mit diesen Informationen kann der Computer berechnen, in welcher Position sich das reale Operationsfeld im Raum befindet. Bewegungen des Operationsfelds durch Atmung oder Manipulationen werden dem Computer über einen Referenzrahmen übermittelt, der an dem zu navigierenden Wirbel befestigt ist und der ebenfalls über LEDs mit dem Computer in Verbindung steht. Am Ende dieser Registrierung ist es möglich, die geplante ideale Schraubenlage von dem Computer auf den realen Operationssitus zu übertragen, da die Spitze des Tasters im Computerbild abgebildet wird.

Der vorgesehene Eintrittspunkt der Schraube in die Wirbelsäule wird mit dem Taster auf der Wirbelsäule aufgesucht und die Schraubenachse im Operationsfeld wird mit der im virtuellen Planungsbild vorgesehenen optimalen Richtung zur Deckung gebracht.

■ **Röntgenbild-basierte Navigation.** Bei der Röntgenbild-basierten Navigation werden dem Computer die Datensätze einer oder mehrerer intraoperativer Röntgenbilder zu Verfügung gestellt. Der Bildwandler ist mit LEDs versehen, damit dem Computer die Position des Bildwandlers bei der Aufnahme bekannt ist. Eine aufwändige Registrierung und der Abgleich des virtuellen Röntgenbildes mit dem realen Operationssitus ist nicht nötig. Die Operationsinstrumente können daher direkt in das zweidimensionale Bild eingerechnet werden, wobei die dritte, für die Operation aber notwendige, Dimension wie bisher als intellektuelle Leistung von dem Operateur bereitgestellt werden muss.

Anwendungen

■ **Transartikuläre Verschraubung C-1/C-2 nach Magerl.** In unserem eigenen Krankengut wurde bei 115 Patienten wegen einer atlanto-dentalen Lockerung (bei 108 Patienten wegen einer chronischen Polyarthritis) eine transartikuläre Verschraubung vom ersten mit dem zweiten Halswirbel vorgenommen [1]. Bei 37 Patienten wurden mit Hilfe der Navigation die Schrauben eingedreht, bei 78 Patienten einer Kontrollgruppe wurde die herkömmliche Technik mit anatomischen Bezugspunkten und der intraoperativen Bildwandler-Kontrolle benutzt. Zur Navigation wurde ein CT mit 1,5 mm Schichtdicke angefertigt. Es ist wichtig, dass die atlantodentale Distanz durch eine Hyperflexion der HWS in der Rückenlage verringert wird. Dieser Datensatz wird in das Navigationssystem eingelesen und bearbeitet. Präoperativ kann dann die optimale Schraubenlage bestimmt werden (Abb. 1).

Registriert wurde intraoperativ nur der zweite Halswirbel. Dabei wurden die beiden Dornfortsatzspitzen, die Mitte des Dornfortsatzes und die beiden am weitesten lateral liegenden

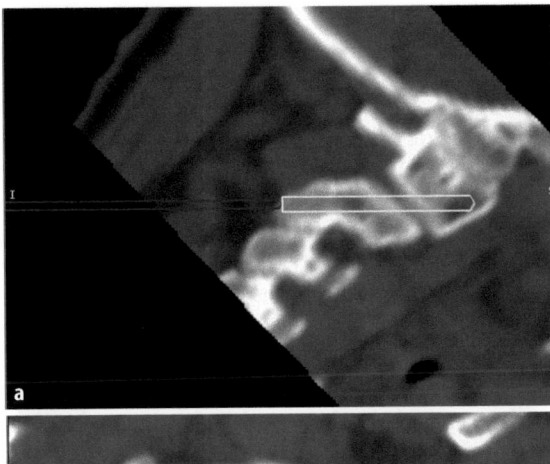

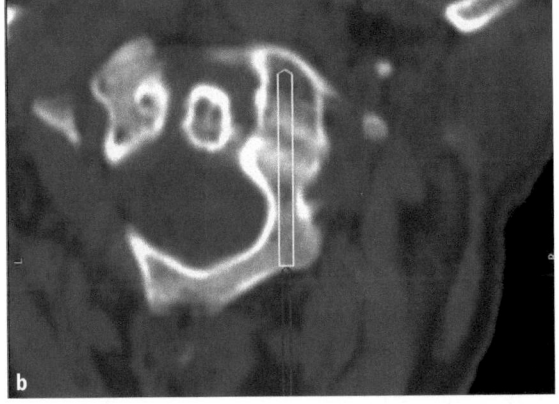

Abb. 1. Sagittale (**a**) und axiale (**b**) Schraubenlage im präoperatives Planungs-CT für die C-1/C-2 transartikuläre Verschraubung

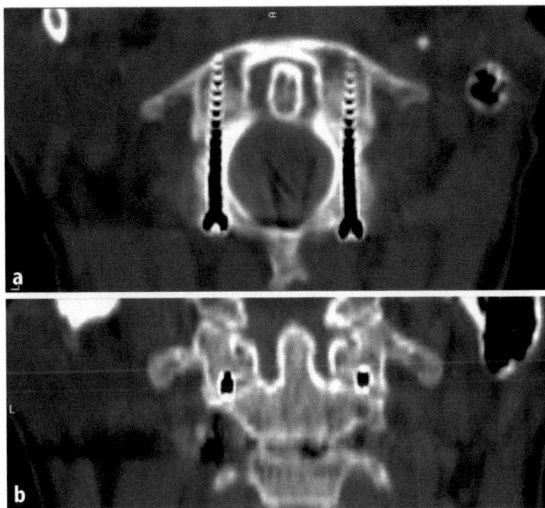

Abb. 2. Postoperative CT-Kontrolle nach transartikulärer Verschraubung C-1/C-2. **a** axial **b** koronale Schicht senkrecht zur Schraubenachse in Höhe des Gelenkes C-1/C-2

Tabelle 1. Lage der transartikulären Schraube C-1/C-2

	Navigation	Kontrolle
■ Patienten	37	78
■ Eingebrachte Schrauben	73	155
■ Abweichung medial	1	5
■ Abweichung lateral	4	23*
■ Fehllage außerhalb C-2	0	8

* $P = 0,004$

Punkte des Gelenkes C-2/C-3 auf dem kaudalen Gelenkfortsatz von C-2 zur Registrierung benutzt. Diese Punkte sind bei subtiler Präparationstechnik gut darzustellen und sie werden leicht im Computerbild erkannt. Zusätzlich wurde das sichtbare Oberflächenrelief mit einem Instrument abgetastet. Mit diesen beiden Registrierungen wurde eine Übereinstimmung von virtuelle und realem Operationssitus erreicht.

Die Position des ersten Halswirbels wurde im Röntgenbild nach der Operationslagerung ermittelt. Die atlanto-dentale Distanz intraoperativ sollte der Distanz entsprechen, unter der auch das CT angefertigt wurde, sodass Rückschlüsse auch in dem virtuellen Op-Feld auf die Schraubenlage im ersten Halswirbel möglich waren. Die Schrauben wurden entsprechend der präoperativ geplanten Schraubenrichtung eingedreht.

Von 230 möglichen Schrauben konnten 228 Schrauben eingedreht werden. Jeweils in einem Patienten jeder Gruppe konnte eine Schraube nicht eingebracht werden. Es traten keine Infektionen oder Verletzungen der Dura oder der Nerven auf. Eine Patientin in der Kontrollgruppe verstarb an den Folgen einer Arteria vertebralis-Verletzung durch eine Schraube. Die Schraube lag zwar biomechanisch korrekt, jedoch war der Verlauf der Arterie atypisch, was bei der präoperativen Diagnostik nicht erkannt wurde.

Die Schraubenlage wurde nach der von Madawi et al. [2] angegebenen Klassifikation bewertet. Bei einer korrekten Schraubenlage lag die Schraube vollständig in C-2 und mehr als 5 mm innerhalb C-1 und weniger als 5 mm außerhalb des anterioren Kortex von C-1 (Abb. 1a). Die Schraube sollte sich im anteroposterioren Röntgenbild in das mittlere Drittel des C-1/C-2-Gelenkes projizieren (Abb. 1b und 2). Eine Abweichung besteht dann, wenn die Schraube sich nicht in dieses Drittel projiziert, sich jedoch noch innerhalb der Pars interarticularis C-2 befindet. Die Schraube kann nach medial oder lateral abweichen. Eine Schraube ist fehlplatziert, wenn sie sich außerhalb der Pars interarticularis von C-2 befindet.

Die Ergebnisse der postoperativen Schraubenlage sind in Tabelle 1 zusammengestellt. Die laterale Abweichung ist in der Kontrollgruppe signifikant höher. Die Fallzahlen der fehlplatzierten Schrauben sind (erfreulicherweise) für beide Gruppen zu gering, um statistisch begründete Aussagen zu treffen.

■ **Transpedikuläre Verschraubung des zweiten Halswirbels.** Bei speziellen Verletzungen des zweiten Halswirbels (Hangman's fracture) kann bei direkter Verschraubung der beiden Fragmente eine Spondylodese vermieden werden. Arand et al. [3] berichten über zwei Operationen, bei denen sie diese Judet-Verschraubung erfolgreich mit Hilfe der intraoperativen CT-basierten Navigation durchführten. Alle Schrauben konnten so eingebracht werden, dass sie vollständig innerhalb der Pars interarticularis und des Pedikels lagen. Wir haben in vier Fällen ebenfalls diese Technik angewandt und konnten die Schrauben durch eine gesonderte Stichinzision einbringen. Die postoperative Kontrolle bestätigte, dass die Schrauben korrekt eingedreht wurden.

■ **Operationen an der ventralen HWS.** CT-basierte Navigation an der ventralen Halswirbelsäule ist möglich, es bestehen aber Schwierigkeiten bei der Registration, da markante Punkte fehlen, um virtuelles und reales Operationsfeld miteinander zur Deckung zu bringen. Bolger et al. [4] berichtete über 40 Operationen. Die Registrierung gelang nicht bei den ersten sieben Operationen, bei den nächsten 5 Operationen war der Zeitaufwand beträchtlich, bei den restlichen 28 Operationen aber war in vertretbarer Zeit eine Genauigkeit von 0,74±0,4 mm zu erreichen.

■ **Operationen an der dorsalen HWS.** Bei dorsalen Operationen an der HWS werden die Schrauben entweder in die Gelenkfortsätze oder direkt in die Pedikel eingebracht. Verletzungen der Nervenwurzeln oder der Arteria vertebralis sind bekannt. Experimentell konnten Richter et al. [5] zeigen, dass bei 92% aller Schrauben keine Perforation der Pedikelwand auftrat. In einer klinischen Studie wurde über 36 Pedikelschrauben berichtet, die alle korrekt eingedreht werden konnten [6].

Diskussion

Mit der intraoperativen Navigation lässt sich die Präzision des Eingriffes erhöhen. Für Operationen an der Lendenwirbelsäule ist dies in einer prospektiven, randomisierten klinischen Studie bewiesen [7]. Die klinische Relevanz ist jedoch bisher nicht belegt [8]. Für Operationen an der HWS existieren nur wenige klinische Studien. Für die transartikuläre Verschraubung ist durch unsere Untersuchungen bewiesen, dass die Schraubenlage durch die Navigation signifikant verbessert wird, aber es ist damit noch nicht nachgewiesen, dass die Arteria vertebralis signifikant weniger durch eine fehlplatzierte Schraube verletzt wird [1].

Ein weiteres und für den klinischen Alltag viel wichtigeres Ziel einer neuen Operationstechnik ist eine Verbesserung des Behandlungsergebnisses. Dies wäre bei beiden Anwendungen die Verringerung der Pseudarthrosenrate. Hierüber liegen in der Literatur keine Angaben vor. Da die Pseudarthrose häufig multifaktoriell ist, wird es schwer sein, eine Verringerung auf die intraoperative Navigation allein zu beziehen. Allerdings darf auch nicht übersehen werden, dass bildgebende Diagnostik und die Einschätzung der Behandlung durch den Patienten nicht immer übereinstimmen.

Zum gegenwärtigen Zeitpunkt erscheint es mir noch nicht erlaubt zu sein, die CT-gestützte intraoperative Navigation als den Standard anzusehen. Erst wenn kontrollierte Studien ein besseres Behandlungsergebnis ergeben, ist es gerechtfertigt, die vermehrte Strahlenbelastung für den Patienten in Kauf zu nehmen und die zusätzlichen Kosten zu rechtfertigen.

Die Navigation erscheint jetzt schon sinnvoll zu sein bei unübersichtlichen anatomischen Strukturen, wie bei Fehlbildungen und bei Revisionseingriffen. Bei der isolierten Verschraubung der Pedikel des zweiten Halswirbels ist die CT-basierte Navigation sinnvoll. Beim Einbringen von Pedikelschrauben in mehreren Etagen müsste jeder Wirbel einzeln registriert werden. Dies ist sehr zeitaufwändig und unmöglich nach Laminektomien. Um Schrauben in die Gelenkfortsätze einzubringen ist die Navigation entbehrlich, wenn eine Schraubenrichtung parallel zur Gelenkachse gewählt wird, da diese direkt im Operationssitus bestimmt werden kann. Bei Operationen in Regionen, die nur schwer durchleuchtet werden können (z. B. ventrale Eingriffe am kranio-zervikalen und zerviko-thorakalen Übergang), wäre die Navigation von Vorteil, ist jedoch wegen der Schwierigkeit der Referenzierung noch nicht Routine.

Die Verknüpfung einer präoperativen Computertomographie mit dem intraoperativen Röntgenbild wird neue Wege für die minimal-invasive Wirbelsäulenchirurgie eröffnen, aber ebenso müssen auch neue Operationstechniken entwickelt werden, um die Vorteile der Navigation besser zu nutzen.

Literatur

1. Arand M et al (2001) Spinal navigation in cervical fractures – a preliminary clinical study on Judet-osteosynthesis of the axis. Comput Aided Surg 6:170–175
2. Bolger C et al (1999) Frameless stereotaxy and anterior cervical surgery. Comput Aided Surg 4(6): 322–327
3. Foley K, Smith M (1996) Image-guided spine surgery. Neurosurg Clin N Am 7(2):171–186
4. Kamimura M et al (2000) Cervical pedicle screw insertion: assessment of safety and accuracy with computer-assisted image guidance. J Spinal Disord 13(3):218–224
5. Laine T et al (2000) Accuracy of pedicle screw insertion with and without computer assistance: a randomised controlled clinical study in 100 consecutive patients. Eur Spine J 9(3):235–240, discussion 241
6. Madawi AA et al (1997) Radiological and anatomical evaluation of the atlantoaxial transarticular screw fixation technique. J Neurosurg 86(6):961–968
7. Nolte L et al (1995) Clinical evaluation of a system for precision enhancement in spine surgery. Clin Biomech (Bristol, Avon) 10(6):293–303
8. Richter M et al (2000) Computer-assisted surgery in posterior instrumentation of the cervical spine: an in-vitro feasibility study. Eur Spine J 9(Suppl 1): S65–70
9. Schulze CJ, Munzinger E, Weber U (1998) Clinical Relevance of Accuracy of Pedicle Screw Placement – A Computed Tomographic-Supported Analysis. Spine 23(20): 2215–2221
10. Weidner A et al (2000) Modification of C1–C2 transarticular screw fixation by image-guided surgery. Spine 25(20):2668–2673, discussion 2674

Fluoroskopieassistierte Navigation der Brust- und Lendenwirbelsäule

K. Wiechert, F. Hohmann, H. M. Mayer

Einleitung

Navigationssysteme haben im Laufe der letzten Jahre einen festen Platz in der orthopädischen Chirurgie gewonnen. Die ersten Anwendungen und somit die längsten klinischen Erfahrungen liegen in der Wirbelsäulenchirurgie vor. Die Umsetzung der technischen Prinzipien, die aus navigationsgestützten intracraniellen Operationen der Neurochirurgie resultierten, waren in der Wirbelsäulenchirurgie nicht spiegelbildlich möglich. Die Anpassung der entscheidenden Punkte sowohl beim intraoperativen Ablauf, als auch beim Systemdesign haben die Möglichkeiten intracranieller Navigation für eine Vielzahl von orthopädischen Applikationen nutzbar gemacht, die weit über die spinalen Applikationen hinausgehen.

Zwei Faktoren begründen die fortschreitende Entwicklung auf dem Gebiet der Navigationssysteme. Zum einen ist eine erhöhte intraoperative Genauigkeit bei der Platzierung von Schrauben bei dorsalen Instrumentierungen aller Wirbelsäulenabschnitte möglich und in zahlreichen Studien nachgewiesen [3, 6, 9]. Dies umfasst sowohl Pedikelschrauben als auch translaminäre und transartikuläre Verschraubungen. Zum anderen ist die Reduktion der intraoperativen Strahlenbelastung für die Patienten und das OP-Personal in Verbindung mit verbesserten Möglichkeiten der Bilddarstellung gegeben.

Systeme im Einsatz

Es befinden sich zwei unterschiedliche Systemkonzepte im klinischen Einsatz. Das Prinzip der CT-gestützten Navigation basiert auf der präoperativen Bildakquisition im Computertomographen, einer dreidimensionalen Rekonstruktion der gewonnenen Bilddaten und dem diffizilen intraoperativen Abgleich der Bilddaten mit dem intraoperativen Situs. Dies erlaubt eine präoperative Planung der Schraubenplatzierung sowie eine extrem präzise Umsetzung der Schraubenplanung.

Das zweite Systemkonzept basiert auf der intraoperativen Akquisition von zwei oder mehr Röntgenaufnahmen mit Hilfe des C-Bogens, einer fakultativen Schraubenplanung und einer Simultandarstellung der Schraubenposition in Echtzeit ohne die Notwendigkeit einer permanenten intraoperativen Röntgenkontrolle.

Prinzip der CT-gestützten Navigation

Bei der CT-gestützten Navigation erfolgt die Bildakquisition über eine präoperativ anzufertigende Computertomographie. Diese muss nach einem anhand der Herstellerangaben strikt durchzuführenden Protokoll erfolgen. Entscheidend sind hierbei zum einen eine standardisierte Schichtdicke der einzelnen Aufnahmen. Darüber hinaus ist es entscheidend, die Gantry des Computertomographen während des gesamten Scan-Vorganges nicht zu verändern. Eine röhren- bzw. schlauchförmige Abbildung aller zu navigierenden Wirbelsäulenabschnitte ist Grundvoraussetzung für eine fehlerfreie Darstellung der Lendenwirbelkörper [1, 9].

Vorteil dieses Verfahrens ist eine sehr präzise Identifikation der Wirbelkörperoberfläche mit daraus resultierender hoher Präzision. Nachteile einer präoperativen Computertomographie sind zum einen die aufgrund der eng zu wählenden Schichtdicke erhöhte präoperative Strahlenbelastung, welche ausschließlich durch die Verwendung des navigationsgestützten Vorgehens entsteht und deren Daten diagnostisch nur eingeschränkt verwertbar sind. Zum anderen ist eine Notfallverfügbarkeit nicht immer gewährleistet, da eine Computertomographie häufig nicht 24

Stunden zur Verfügung steht. Weitere Nachteile sind in Lagerungsunterschieden zwischen dem intraoperativen Situs und der präoperativen Computertomographie begründet. Die intraoperative Lagerung in Bauchlage auf einem Wirbelsäulenrahmen resultiert in einer anderen relativen Stellung der einzelnen Wirbelkörper zueinander als die im Allgemeinen in flacher Rückenlage angefertigte präoperative Computertomographie.

Prinzip der fluoroskopiebasierten Navigation

Die fluoroskopiebasierte Navigation basiert auf der intraoperativen Bildakquisition von zwei oder mehr Röntgenaufnahmen mit Hilfe eines mit einem Referenzierungskit ausgestatteten C-Bogens. Hierbei ist anhand der zweidimensionalen Bilddarstellung eine in vergleichbarer Weise planbare Schraubenplatzierung möglich, darüber hinaus die Instrumentendarstellung in Echtzeit in mehreren Ebenen [2, 4].

Systemkomponenten

■ **Rechnereinheit.** Das Herzstück eines jeden Navigationssystems ist ein leistungsfähiger Rechner, welcher sowohl die graphischen Informationen der Röntgenbildquelle als auch die Informationen der Infrarotkamera in Echtzeit verarbeiten und auf dem Bildschirm darstellen kann. Diverse Konnektionsoptionen erlauben darüber hinaus den Bildimport via MOD, CD Rom, Intra- sowie Internet sowie eines ZIP-Datenträgers.

■ **C-Bogen-Kit.** Die meisten auf dem Markt befindlichen Navigationssysteme, welche fluoroskopieassistierte Navigationen anbieten, erlauben mittlerweile eine Konnektivität mit allen gängigen C-Bogentypen. Dieser Aufsatz-Kit ist entscheidend für eine Linearisierung der Bildinformation. Da es sich bei einem C-Bogen um ein klassisches Röntgengerät mit punktförmiger Strahlenquelle handelt, werden die entscheidenden knöchernen Strukturen nicht linear, sondern divergierend erfasst. Dieser, wenn auch nur wenige Grad betragende, Effekt reicht jedoch aus um Verzerrungen der Bildpunkte und somit systemische Ungenauigkeiten der Navigation hervorzurufen. Der C-Bogenaufsatz funktioniert bei verschiedenen Herstellern stets nach dem gleichen Prinzip. Zwei strahlentransparente, zum Rezeptorteil des C-Bogens planparallele Ebenen sind mit kleinen Kügelchen in symmetrischer Anordnung versehen. Diese Kugeln liefern eine absolute lineare Matrix. Bei orthogradem Strahlengang entstehen durch die Divergenz der Röntgenstrahlung konzentrische Abweichungen der ansonsten punktsymmetrischen Kugelebenen. Diese Abweichungen werden von der Systemsoftware erkannt und werden in einen Korrekturfaktor umgesetzt, nach welchem die Bilddarstellung am Systembildschirm erfolgt. Durch dieses Verfahren ist eine punktgenaue Bilddarstellung möglich. Zusätzlich zu den beiden planparallelen Schichten sind passive Reflektionsmarker bzw. aktive LED-Marker am C-Bogen-Kit befestigt, welches die Ausrichtung des Strahlenganges im Verhältnis zum Operationssitus preisgibt und die Position des Gerätes im Raum zu erkennen gibt [2, 4] (Abb. 1).

■ **Infrarotkamera.** Die Infrarotkamera ist entweder als eigenständige Komponente oder fix verankert mit dem Gesamtsystem konnektiert. Sie hat eine für ein Infrarotsystem sehr hohe Auflösung und erlaubt die Detektion sämtlicher aktiver und passiver Marker im Operationsgebiet.

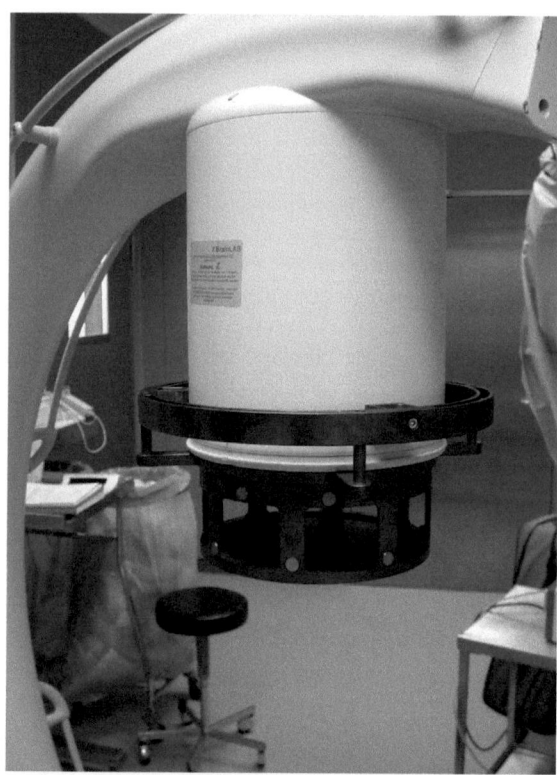

Abb. 1. C-Bogen-Kit (BrainLAB, Heimstetten)

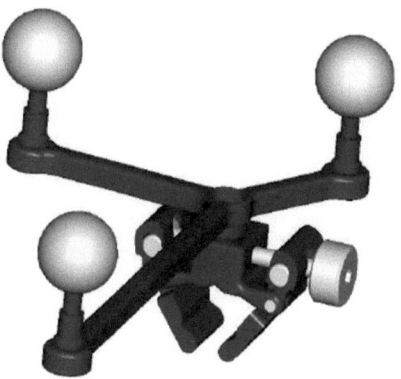

Abb. 2. Reflektormarker (BrainLAB, Heimstetten)

■ **Infrarotmarker.** Je nach Hersteller und System sind aktive bzw. passive Infrarotmarker im Handel erhältlich. Diese werden entweder an speziell modifizierte Instrumente angebracht bzw. erlauben über ein universelles Klemm- und Kalibrierungssystem die Verwendung sämtlicher klassischer Operationsinstrumente. Die aktiven Infrarotmarker sind über ein Kabel mit der zentralen Rechnereinheit verbunden und senden Infrarotsignale aus, welche von der Kamera erkannt werden. Die Anordnung der Marker am entsprechenden Adapter ist herstellerabhängig und für jedes Instrument anders.

Bei den passiven Markersystemen werden anschraubbare Kugeln verwendet, welche über eine hoch reflektierende, mit einer gläsernen Folie beschichteten Oberfläche die von der Kamera ausgesandten Infrarotsignale reflektieren. Eine Kabelverbindung an die entsprechenden Instrumente ist in diesem Fall nicht notwendig. Die Anordnung der Reflektorkugeln ist hierbei für jeden Instrumentenadapter unterschiedlich und erlaubt so eine Differenzierung verschiedener Instrumente durch das System.

Die Reflektorkugeln stellen besondere Ansprüche an die Sterilisierbarkeit; die Hersteller beschreiben im Allgemeinen eine Wiederverwendbarkeit von 10–20 Sterilisationszyklen (Abb. 2).

■ **Referenzklemme.** Die Referenzklemme wird am Dornfortsatz des zu navigierenden Wirbelkörpers angebracht. Sie ist im Allgemeinen mit einer festen Schraubverbindung und mehreren Dornen fest in der Korticalisspitze des Dornfortsatzes zu verankern und erlaubt verschiedene Einstellungsoptionen zur Ausrichtung auf die Kamera und gleichzeitig ungehindertem Zugang auf das OP-Gebiet. Eine sichere Verankerung der Referenzklemme ist essentiell, da sie nicht nur die exakte Lage des Wirbelkörpers im Raum angibt und somit für die Kamera erkennbar macht, sondern bei lockerer Verankerung auch zu systembedingten Ungenauigkeiten führen kann. Insbesondere in osteoporotischen Knochen ist der sicheren Verankerung besonderes Augenmerk zu schenken. Auch bei perkutanen Fixationssystemen des Referenzbogens stellt die Sicherheit der Verankerung eine besondere Herausforderung dar.

■ **Instrumente.** Die zur Navigation einsetzbaren Instrumente unterscheiden sich prinzipiell nicht von jenen Instrumenten, welche für ein konventionelles Operieren entworfen wurden. Lediglich ein mit Infrarotmarkern ausgestatteter Pointer ist allen Systemen gleich. Die Infrarotmarker werden entweder über einen Adapter an modifizierte konventionelle Operationsinstrumente angebracht oder über eine Adapterklemme an die normalen Instrumente angeklemmt. Über ein Kalibrierungskit, welches automatisch vom System erkannt wird, können hierbei Länge und Durchmesser des entsprechenden Instrumentes dem System mitgeteilt und gespeichert werden.

■ **Software.** Die Navigationssoftware macht einen wesentlichen Teil des Interfaces zwischen Gerät und Operateur aus. Hierbei ist nicht nur die Bilddarstellung wichtig, als auch die Ausrichtung des Systemablaufes auf den normalen operativen Ablauf. Eine Modifikation des operativen Ablaufes durch das Systemdesign sollten nicht gegeben sein, um die Lernphase kurz zu halten. Die Bilddarstellung sollte dem Operateur zahlreiche individuelle Einstellungsmöglichkeiten bieten. Hierbei sollten sowohl bekannte Abbildungsformen möglich sein, als auch zusätzliche Abbildungsmodi, die die zusätzlichen Informationen der Navigation integrieren können.

Eine virtuelle Darstellung der Schraube in Durchmesser und Länge gibt zusätzliche Informationen, welche die konventionellen Operationsverfahren nicht liefern (Abb. 3).

Ablauf der fluoroskopieassistierten Navigation

■ **Präoperatives Setup.** Die Lagerung des Patienten für eine dorsale Instrumentierung der Brust- bzw. Lendenwirbelsäule unterscheidet

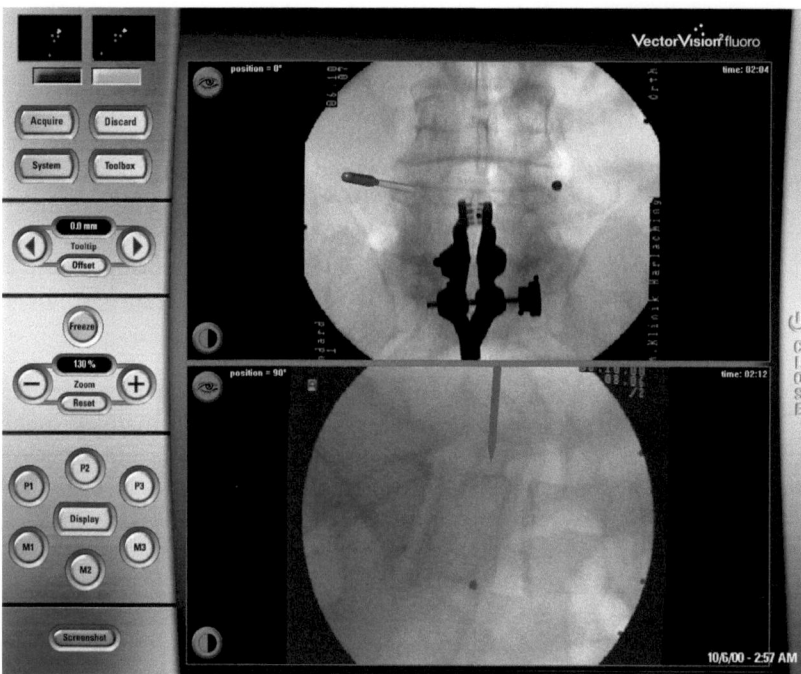

Abb. 3. Bildschirmansicht

sich für die Navigation nicht von einer Lagerung für eine konventionell durchgeführte Operation. Da die Bildakquisition erst intraoperativ begonnen wird, ist darauf zu achten, dass die C-Bogen-Aufnahmen in allen gewünschten Ebenen problemlos möglich sind.

Die zentrale Rechnereinheit sollte je nach Art der Interaktion mit dem Operateur in einer gut erreichbaren und vor allem gut sichtbaren Position stehen. Zahlreiche Systeme haben eine Touchscreen-Steuerung als Interaktionsmedium. Bei diesem Modell des Interfaces ist eine sterile Abdeckung des Bildschirmes häufig notwendig und Reflektionen auf der Abdeckungsfolie sind durch eine angepasste Bildschirmposition zu minimieren. Die Infrarotkamera und ihre Ausrichtung ist eine entscheidende Komponente, was den reibungslosen Ablauf der Navigation angeht. Der Kamerablick sollte weder durch die Rechnereinheiten noch die OP-Abdeckung oder den Standort des operierenden bzw. instrumentierenden Personals verdeckt werden. In der Praxis hat sich eine Position am Fußende des Tisches neben den Instrumententischen bewährt. Eine andere Variante ist eine Kameraposition auf der anästhesiologischen Seite des OP-Tisches. Eine flexible Kameraaufhängung ist hierfür die Voraussetzung, da durch die Vielzahl der narkoserelevanten Geräte oft eingeschränkte Platzverhältnisse herrschen.

Wesentlich ist ein ausreichender Abstand der Kamera zum OP-Feld. Hierdurch wird ein ausreichender Überblick sowie eine simultane Erfassung aller Infrarotmarker gewährleistet. Dies ist insbesondere während der Bildakquisition notwendig, wo die Navigationsmarker am C-Bogenaufsatz ebenfalls erkannt werden müssen. Die intraoperative Technik muss für die Verwendung einer fluoroskopiegestützten Navigation nicht modifiziert werden. Wie bereits erwähnt, ist lediglich eine absolut stabile Verankerung des Referenzbogens am Dornfortsatz des zu navigierenden Wirbelkörpers notwendig. Eine über das normale Maß hinausgehende Darstellung der ossären Oberfläche ist bei der fluoroskopieassistierten Navigation nicht nötig.

■ **Bildakquisition.** Die Bildakquisition erfolgt ausschließlich intraoperativ durch den C-Bogen. Die Mindestanzahl der notwendigen Bilder beträgt zwei Aufnahmen, diese sollten streng rechtwinklig zueinander erfolgen. Praktikablerweise sind dies eine orthograde Abbildung des anterior-posterioren Strahlenganges des betroffenen Wirbelsäulenabschnittes, sowie eine exakt rechtwinklig dazu ausgerichtete seitliche Aufnahme. Darüber hinausgehende Aufnahmen konvergierend und orthograd zum Pedikelverlauf (Birds-Eye-View) sind möglich, der Höchstzahl der integrierten Bilder sind keine Grenzen gesetzt. Die Navigati-

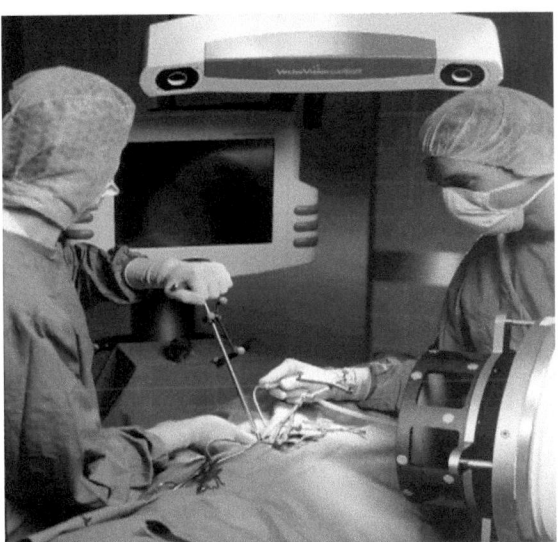

Abb. 4. Bildakquisition im seitlichen Strahlengang (BrainLAB, Heimstetten)

onssoftware ermöglicht eine digitale Änderung des Kontrastes sowie der Helligkeit der akquirierten Aufnahmen, eine Verschärfung des Kontrastes zur exakten Definition der Knochenoberfläche hat sich hierbei als praktikabel erwiesen (Abb. 4).

■ **Referenzierung/Matching.** In der computergestützten Navigation wird ein „Paired-Point-Matching-" sowie ein Surface-Matching-Verfahren zum Abgleich intraoperativen Gegebenheiten mit der präoperativer Bildgebung durchgeführt. Dieses Verfahren ist zeitaufwendig und birgt zahlreiche Fehlerquellen. Bei erfolgreich abgeschlossenem Surface-Matching ist eine im Submillimeterbereich gelegene Genauigkeit der Navigation möglich.

Bei der fluoroskopieassistierten Navigation ist keine exaktere Differenzierung einzelner Oberflächenpunkte notwendig. Die Systemarchitektur verlangt ebenfalls eine Prüfung der Genauigkeit. Es hat sich bewährt, hierfür einen im Röntgenbild exakt darstellbaren Anteil der Referenzklemme als Referenzpunkt zu verwenden, hierbei wird mit dem Pointer ein auf beiden Ebenen exakt definierbarer Punkt der Referenzklemme gewählt und somit Ungenauigkeiten problemlos erkannt.

■ **Schraubenplatzierung.** Bei translaminären oder transpedikulären dorsalen Verschraubungen im Bereich der Brust- und Lendenwirbelsäule ergeben sich in Bezug auf die intraoperative Technik keine wesentlichen Änderungen zum konventionellen Vorgehen. Sollte die Software eine Planung der exakten Schraubenlage ermöglichen, so ist nach Aufsuchen des Eintrittspunktes und Festlegung des Zielvektors die in dem geplanten Kaliber ausgewählte Schraube nach Eröffnung des Pedikels in typischer Weise einzubringen. Abweichungen vom geplanten Schraubenweg zeigt das System in Echtzeit an und der Operateur hat hier die Möglichkeit, in allen Ebenen entsprechende Modifikationen vorzunehmen. Sollte eine Schraubenplanung nicht möglich sein, so stehen dem Operateur immer noch mindestens zwei simultane Bildinformationen im rechten Winkel zueinander zur Verfügung. Hiermit hat er die Möglichkeit, ohne zusätzliche intraoperative Röntgenbelastung die Schraube in beiden Ebenen korrekt zu setzen (Abb. 5).

Ergebnisse

Im Rahmen einer retrospektiven Analyse wurden die intraoperativen Parameter der ersten Patienten erfasst, bei denen mit der fluoroskopieassistierten Technik insgesamt 38 Schrauben platziert wurden. Dieses Kollektiv stellt unsere Learning Curve dieses Verfahrens dar und wurde bewusst gewählt, um die Frühphase der Anwendung zu dokumentieren. Wir verwendeten das Vector Vision^2-System der Fa. BrainLAB (Heimstetten) mit der Software-Version Fluoro 1.2.

Das durchschnittliche Patientenalter betrug 51,94 Jahre. Die Diagnosen umfassten eine degenerative Segmentinstabilität ohne Gleitvorgang, eine degenerative Spondylolisthesis und je einen Fall einer isthmischen Spondylolisthesis, einer postoperativen Instabilität sowie einer Pseudarthrose nach vorangegangener interkorporeller Fusion. Alle Patienten wurden von dorsal transpedikulär instrumentiert, in zwei Fällen erfolgte zusätzlich eine Dekompression des Spinalkanals. Das Segment L4/5 war in 5 Fällen betroffen, das Segment L5/S1 in 2 Fällen und das Segment L3/4 in einem Fall. Ein Patient dieser frühen Serie wurde bisegmental in den Etagen L4–S1 operiert. Die durchschnittliche Operationszeit betrug 185 Minuten, das entspricht bei insgesamt 38 Schrauben 43,8 Minuten pro Schraube. Die lange Operationszeit ist in zwei Faktoren begründet: Zum einen erfolgte in zwei Fällen eine zusätzliche Dekompression des Spinalkanals in mikrochirurgischer Technik. Eine

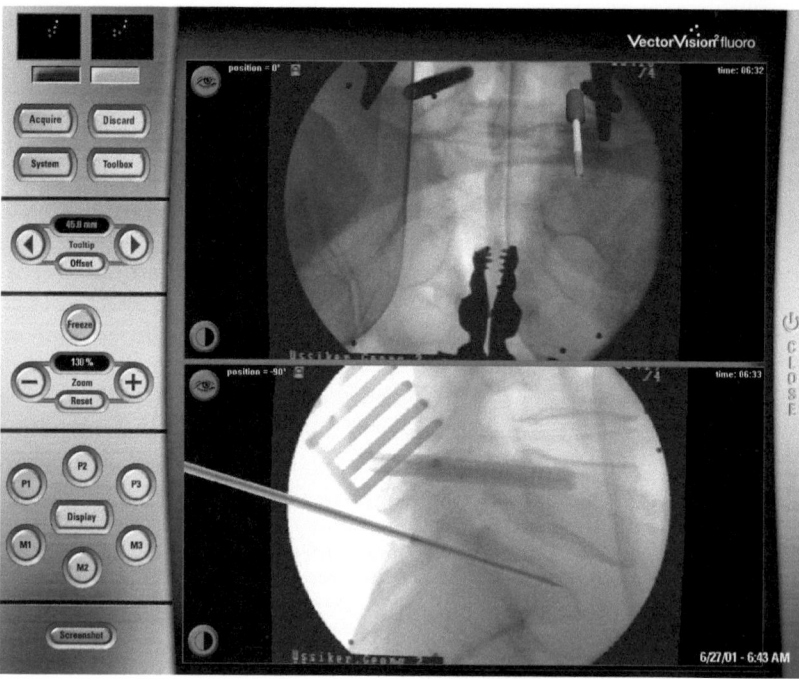

Abb. 5. Bildschirmansicht

gesonderte Zeiterfassung des Operationsabschnittes, der ausschließlich die Instrumentierung und Navigation umfasste, war in dieser retrospektiven Untersuchung nicht möglich.

Zum anderen war die Dauer der Navigation gerade in dieser frühen Serie während der Learning-Curve überdurchschnittlich verlängert, was eine Gewöhnung an das Verfahren widerspiegelt.

Intraoperative Komplikationen traten nicht auf. Wir sahen weder ein Hard- oder Softwareversagen noch einen Systemabsturz. Ein Verfahrenswechsel auf ein konventionelles Vorgehen war nicht notwendig. Die postoperativen nativradiologischen Untersuchungen zeigten eine in allen Fällen korrekte Schraubenlage. Dies wurde durch das klinische Ergebnis bestätigt, das keinen Hinweis auf eine Kompromittierung der neuralen Strukturen gab.

Zusammenfassung

Die fluoroskopieassistierte Navigation der Brust- und Lendenwirbelsäule ist eine weitere Evolutionsstufe des computerassistierten Operierens. Das Verfahren selbst ist jedoch keine Konkurrenz zum CT-gestützten Navigieren, sondern stellt vielmehr eine Ergänzung dar. Vorteile sind die einfache Notfallverfügbarkeit, am intraoperativen Ablauf der konventionellen Operation orientierte Systemabschnitte, die Verwendung des gewohnten Instrumentariums, sowie nicht zuletzt die deutlich reduzierte Strahlenbelastung für Patient und Operateur [5, 7]. Die Möglichkeit einer simultanen Darstellung des Instrumentariums in Echtzeit in verschiedenen röntgenologischen Ebenen bietet zudem eine erhöhte Sicherheit für den Patienten.

Die Genauigkeit des navigierten Vorgehens unterscheidet sich vom Systemdesign her nicht von der Genauigkeit einer konventionell durchgeführten Operation. Diesbezüglich laufende klinische Studien werden hierüber jedoch in der Zukunft noch weiteren Aufschluss geben können.

Die Kombination aus beiden Verfahren mit der erhöhten Genauigkeit des CT-basierten Navigierens und der intraoperativen Fluoroskopie wird in ersten klinischen Studien eingesetzt. Hierbei werden präoperative CT-Daten mit den Fluoroskopiedaten abgeglichen und ermöglichen eine stark vereinfachte Referenzierung des 3D-Modells mit dem intraoperativen Situs [8].

Die Verwendung des fluoroskopischen Navigationsprinzips liefert zahlreiche neue Applikationen für die Extremitäten und Beckenchirurgie der Orthopädie und Traumatologie.

Literatur

1. Berlemann U et al (1997) Planning and insertion of pedicle screws with computer assistance. J Spinal Disorders 10(2):117–124
2. Foley K et al (2001) Virtual fluoroscopy: Computer-assisted fluoroscopic navigation. Spine 26(4):347–351
3. Laine T et al (2000) Accuracy of pedicle screw insertion with and without computer assistance: a randomised controlled clinical study in 100 consecutive patients. Eur Spine J 9:235–240
4. Nolte L et al (2000) A new approach to computer-aided spine surgery: fluoroscopy-based surgical navigation. Eur Spine J 9 (Suppl 1):78–88
5. Rampersaud Y et al (2000) Radiation exposure to the spine surgeon during fluoroscopically assisted pedicle screw insertion. Spine 25(20):2637–2645
6. Schwarzenbach O et al (1997) Accuracy of computer-assisted pedicle screw placement. An in-vivo computed tomography analysis. Spine 22(4):452–458
7. Slomczykowski M et al (1999) Radiation dose for pedicle screw insertion. Fluoroscopic method versus computer-assisted surgery. Spine 24(10):975–982
8. Weese J et al (1997) Voxel based 2-D/3-D registration of fluoroscopy images and CT scans for image-guided surgery. IEEE Trans-Inf-Technol-Biomed 1(4):284–293
9. Wiesner L et al (2000) Clinical evaluation and computed tomography scan analysis of screw tracts after percutaneus insertion of pedicle screws in the lumbar spine. Spine 25(5):615–621

Hüfte

CAOS am proximalen Femur mit dem Robodoc-System

R. Wetzel

Einleitung

Der totalendoprothetische Ersatz des Hüftgelenkes ist eine der segensreichsten Entwicklungen in unserem Fachgebiet und wird mit großem Erfolg seit vielen Jahrzehnten betrieben. Ein nach wie vor ungelöstes Problem ist jedoch, die dauerhaft feste Verankerung zwischen Implantat und Knochen zu gewährleisten. Unterschiedliche Verankerungsprinzipien, seien sie zementiert oder zementfrei ausgeführt, haben in den letzten Jahren und Jahrzehnten zu unterschiedlichen kurz- bis mittelfristigen Ergebnissen geführt, manche Prothesensysteme haben sich aufgrund guter, mittel- bis langfristiger Ergebnisse behaupten können, andere sind wieder verschwunden. Unbestritten ist, dass eine mechanische Unruhe zwischen dem Implantat und dem Knochen zu einer bindegewebigen Interfacebildung führt. Dieses bindegewebige Interface verhindert die notwendige Osteointegration, d.h. das Anwachsen des Knochens an die Prothesenoberfläche. Die durch diesen Bindegewebssaum eingescheidete Endoprothese wird, bedingt durch Mikrorelativbewegungen zwischen Prothese und Knochen, letztendlich auslockern. Diese Bindegewebsmembran stellt somit einen Locus minoris resistentiae für die dauerhafte Haltbarkeit der Prothese im Knochen dar, die dynamische Belastung der Prothese zieht hier die entsprechenden Spannungen am Interface nach sich, Mikrobewegungen führen nach Jahren zur aseptischen Lockerung des Implantates.

Die korrekte Positionierung der Endoprothese im proximalen Femur ist von eminenter Bedeutung, da sie Einfluss auf die Relativbewegung zwischen Prothese und Implantatlager nimmt, diese ist neben dem Prothesendesign für die Primärstabilität, d.h. die mechanische Ruhe für das Anwachsen des Knochens an die Endoprothese von herausragender Bedeutung. Eine möglichst große Primärstabilität und damit mechanische Ruhe fördert das Anwachsverhalten der Osteozyten an die entsprechend oberflächenpräparierte Verankerungszone der Endoprothese. Dem Prothesendesign nachempfundene Formraspeln bereiten das femorale Marklager vor, so dass die identisch oder gering größer dimensionierten endgültigen Schaftendoprothesen pressfit in das proximale Femur eingeschlagen werden.

Bislang werden zur präoperativen Planung von den Endoprothesenherstellern entsprechende Durchsichtfolien, die den Vergrößerungsfaktor der präoperativ angefertigten Röntgenbilder bereits berücksichtigen, zur Verfügung gestellt, hiermit wird der Operateur in zwei Ebenen, d.h. in der ap-Beckenübersichtsaufnahme sowie in der bestmöglich ausgeführten axialen Aufnahme die optimal passende Endoprothese auswählen und in den meisten Fällen auch sicher verankern können. Bedingt durch die präoperativ bestehenden Kontrakturen und/oder Fehlstellungen im arthrotisch veränderten Hüftgelenk wird es nicht in jedem Fall gelingen, standardisierte präoperative Röntgenaufnahmen zu fertigen, so dass manche Planung allenfalls Näherungscharakter hat. Mit Hilfe dieser Folien kann dann die Resektionshöhe im Bereich des Schenkelhalses näherungsweise bestimmt werden, oft jedoch zieht eine Planungsungenauigkeit keine optimale Positionierung der endgültig verankerten Prothese nach sich, varische oder valgische Implantationen sind dann zu beobachten. Bisher sind wir im Rahmen der präoperativen Planung größtenteils von der ap-Röntgenaufnahme und die darauf abzielenden Planung geprägt eine korrekte, proximale Krafteinleitung in das Femur muss jedoch auch in der zweiten Ebene eine optimale Passform der Prothese ermöglichen. Bedingt durch die oben angeführten Ungenauigkeiten, was die präoperative Positionierung des arthrotisch veränderten Femurs betrifft, sind auch so Ungenauigkeiten in der Ausführung zumindest denkbar. Gelegentlich wird man, aufgrund des intraoperativen Eindrucks eine eher zu kleine Endoprothese wählen, die dann im postoperativen Röntgenverlauf nachsinkt, da sie aufgrund fehlender Primärstabilität sich nicht ausreichend fest verklemmen konnte. Dies ist mit Sicherheit ein wesentlicher Faktor für eine frühe aseptische Lockerung. Gleichfalls ist denkbar und in der Literatur auch beschrieben, dass ein nicht optimal ausgewähltes oder eher aufgrund intraoperativer Einschätzung zu groß gewähltes Implantat zu einer periprothetischen Fissur oder sogar Fraktur führt.

Basierend auf diesen Erfahrungen setzten nun Entwicklungen ein, Planung und Ausführung der Implantation weiter zu verbessern. Die ersten Initiatoren einer computerunterstützten Planung und Durchführung der Endoprothesenimplantation, William Bargar und Hap Paul, ein Orthopäde und ein Veterinär, haben Ende der achtziger Jahre die ersten Vorarbeiten geleistet. Nach ersten In-vitro-Versuchen fanden 1989–1991 die ersten Tierversuche, dann 1992–1993 die ersten computerunterstützten Implantationen am Menschen statt, 1994 wurde eine Multicenterstudie platziert, bevor seit 1995 diese Technik breitere Verwendung fand (Bargar 1989, 1998).

Seit Mitte der 90iger Jahre wurde nun zunächst an einer Klinik in Deutschland, seit Ende der 90iger Jahre an mehreren Zentren in Deutschland rechnerunterstützt die zementfreie Schaftimplantation durchgeführt. Hierfür ist eine exakte präoperative Planung die unabdingbare Notwendigkeit für eine hochpräzise Verankerung, sie kann mit bestmöglicher Genauigkeit dreidimensional, d. h. ap, seitlich und koronar durchgeführt werden. Diese präoperativen Planungsdaten werden dann in die Kontrolleinheit geladen und mit einer Fräsgenauigkeit von 0,05 mm (Stier et al. 1998) durch den eigentlichen Fräsroboter in das femorale Marklager umgesetzt.

Beschreibung des Robodoc-Systems

Dieses rechnerunterstützte Frässystem besteht aus drei Bestandteilen:
1. Die präoperative Planungsstation, der **Orthodoc**.
2. Der eigentliche Operationsroboter, der **Robodoc**.
3. Die Roboterkontrolleinheit, die die präoperativen Planungsdaten lädt und den Roboter steuert.

Ablauf präoperativ

Bei Verwendung des so genannten Pin-Verfahrens müssen in einer Erstoperation zwei Pins gesetzt werden, dies geschieht in unserem Hause in Katheterperidural-Anästhesie, wobei die eine Pin-Schraube im Bereich des medialen Femurkondylus platziert wird, die andere im Bereich des Trochanter major, wobei darauf geachtet werden soll, dass diese proximale Pin-Schraube nicht im zukünftigen Fräsweg für den Operationsroboter zu liegen kommt. Nach Wundverschluss wird der Patient einer computertomographischen Untersuchung im Spiral-CT des zu operierenden Beines unterzogen. Die dann noch liegende Katheterperiduralanästhesie sorgt für mechanische Ruhe während des computertomographischen Untersuchungsganges, bereits minimale Unruhe während der Untersuchung durch den Tischvortrieb und/oder Unruhe des Patienten führen zu einer Verzeichnung und damit zur Planungsunmöglichkeit. Diese hier erhobenen Daten werden auf ein Datenband geladen und in den Orthodoc, d.h. die Planungsstation, eingespeist. Dort kann der Operateur aus der in der Orthodoc-Planungsstation vorhandenen „Bibliothek", d. h. einer Datei, die die Fräsdaten der robotierbaren Endoprothesen beinhaltet, das für den Patienten beste Implantat in der korrekten Größe auswählen und auf dieser Planungsstation mit dem entsprechenden Software-Programm optimal im Patientenknochen virtuell platzieren (Abb. 1a, b). Der Operateur hat die Möglichkeit, ap-Aufsichten, seitliche Schnittbilder sowie koronare Schnitte nebeneinander auf dem Planungsbildschirm einzusehen, er kann mit der Maustaste und dem Cursor um Bruchteile von Grad und Millimeter die Prothese in ihrer Lage ändern und so korrekt positionieren. Es werden in der Literatur Planungsgenauigkeiten von unter einem Millimeter und von unter einem Grad für die Rotation angegeben (Börner et al. 1999). Präoperativ bestehende Varus-/Valgusfehlstellungen, Antetorsionsfehler, Medialisierungen, Lateralisierungen können so optimal ausgeglichen werden. Hierbei kann an diesem Graphik-Computer eine erreichbare Planungsgenauigkeit von 0,1 mm bei der axialen Verschiebung sowie 0,1° bei der Rotation erreicht werden. Die Kontrolle der Planung erfolgt durch beliebig mögliche Querschnitte durch das Femur. Sämtliche Komponenten des Prothesenschaftes können virtuell implantiert werden, entsprechende Kopf- und Halslängen des jeweiligen Prothe-

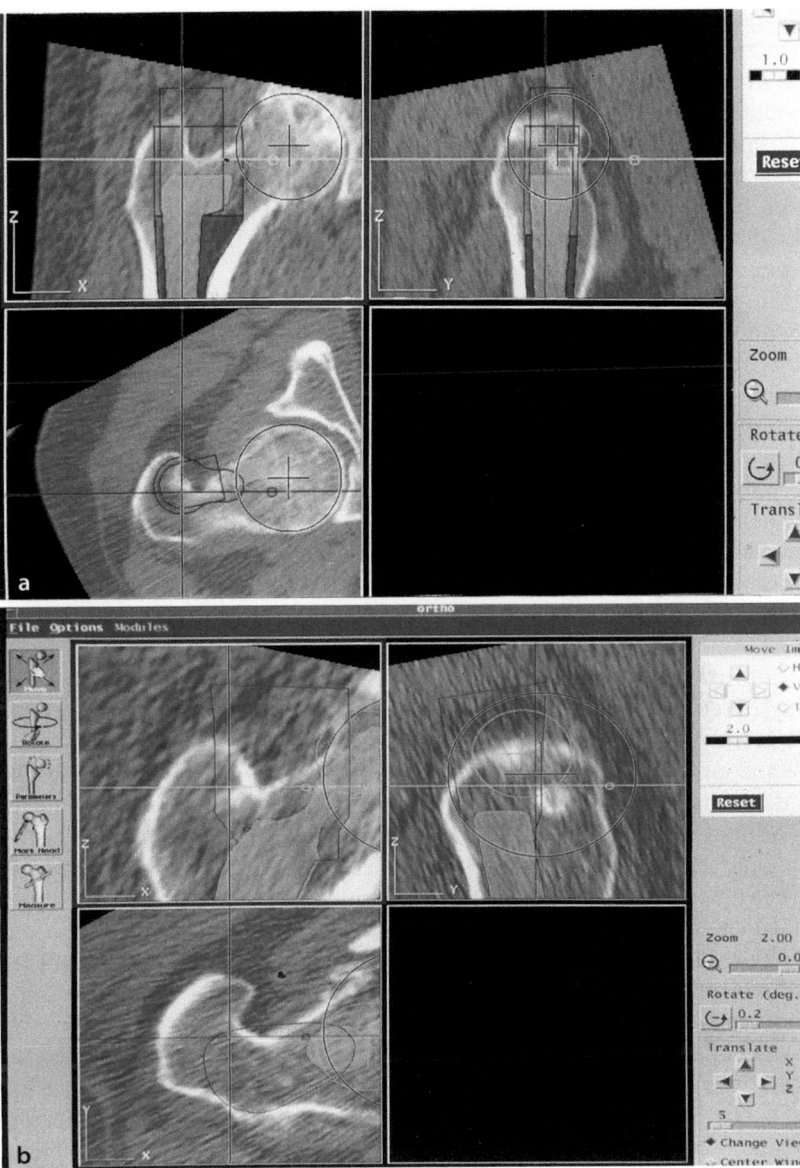

Abb. 1a, b. Planung einer Geradschaftprothese (**a**) auf der Orthodoc-Planungsstation und einer anatomisch adaptierten Prothese (**b**). Beachte die unterschiedliche Auskehlung des Trochanter major (koronare Schnittführung) beider Prothesentypen

sendesigns können in die Planung mit einbezogen werden. Bereits am Orthodoc-Bildschirm sind etwaige Medialisierungen oder Lateralisierungen der zukünftigen Endoprothese absehbar und können in die Operationstaktik entsprechend mit einfließen. Die Höhe der Schenkelhalsresektion zur Erhaltung oder Korrektur des Offsets ist ebenfalls exakt planbar, Simulationen auf dem Bildschirm sind möglich, die dann gefundene optimale Endoprothesenposition mit ihren auf diese Art gewonnenen Planungsdaten werden auf ein Datenband übertragen, dies wird am Folgetag in die Kontrolleinheit eingespielt und dient als Fräsvorlage für den eigentlichen Operationsroboter, der Fräsvorgang wird, basierend auf diesen Daten, gesteuert, aber auch kontrolliert.

Operationsablauf

■ Aufrüstung des Robodocs mit Selbsttestung des Fräsroboters sowie Hochfahren des Programms, die Selbsttestung findet menuegesteuert statt. Anschließend steriles Einhüllen der Fräseinheit.

■ Rückenlagerung des Patienten, wobei die zu operierende Hüftregion sehr weit lateral ausgelagert werden muss. Montage einer Tischstütze am gegenseitigen Beckenkamm zur Stabilisierung der Positionierung der Beckenregion. Montage eines Armhalters in Höhe des gegenseitigen Oberschenkels zur Aufnahme des Unterschenkels in Adduktion und Außenrotation des zu operierenden Beines während des eigentlichen Fräsvorgangs. Steriles Abdecken in üblicher Weise, längsgestellte Hautschnittführung, transglutealer Zugang zum Hüftgelenk. Die Schnittführung unterscheidet sich inzwischen in unserem Hause in der Länge nicht mehr von der bei einer konventionell eingebrachten Hüftendoprothese. Im Rahmen der Präparation des transglutealen Zugangs, Präparation der proximalen Pinschraube in der lateralen Trochanterregion. Schenkelhalsresektion und Pfannenlagervorbereitung und Pfannenimplantation in konventioneller Weise oder mit einem Navigationssystem, es erfolgt dann in Adduktion und Außenrotation die bestmögliche Exposition des proximalen Femurs. Eröffnen der Hautnähte im Bereich der distalen Pinschraube über dem Epicondylus medialis femoris, Einsetzen eines Wundspreizers und exakte Darstellung der distalen Pinschraube. Nun wird mittels einer Halteklammer das proximale Femur in die Subtrochantärregion gefasst und mit dem Fräsroboter über entsprechende Adapter fest verbunden. Zusätzlich wird der so genannte Bone-Motion-Fühler in das proximale Femur eingeschlagen. Dieser misst die Relativbewegung zwischen der Roboter-Knocheneinheit und dem eigentlichen Knochen während des Fräsvorgangs. Dies dient zur Überprüfung des korrekten, der präoperativen Planung entsprechenden, Fräsvorganges, etwaige Abweichungen im Submillimeterbereich führen sofort zum Abbruch des Fräsvorganges. Dieser kann erst wieder nach erneuter Vermessung der beiden Pins neu gestartet werden. Dann erfolgt operateurunterstützt das Anfahren der beiden Pinschrauben, zuerst die distale Pinschraube, dann die proximale, wobei die Roboterkontrolleinheit die exakte Positionierung des Beines berechnet und mit dem zuvor geladenen Datenband vergleicht. Bei Übereinstimmung – d.h. die Vermessung der Pins reflektiert die Position des Femurs während der Operation und der Vergleich mit dem zuvor geladenen Datenband, welches die präoperative Planung der Endoprothese und die Position der Pins im Femur darstellt – können dann die Fräswerkzeuge angeschlossen werden, Druckluft und Spülung werden angekoppelt und der Fräsvorgang beginnt. Die Dauer des eigentlichen Fräsvorgangs liegt zwischen 28 und 35 Minuten für die in unserem Hause verwandte anatomisch geformte Prothese. Die unterschiedlichen Fräszeiten sind prothesengrößenabhängig. Nach Abschluss des Fräsvorganges wird das Patientenfemur wieder vom Roboter entkoppelt, die Pinschrauben werden entfernt, die Schaftprothese wird eingeschlagen, mittels Probeköpfen wird die korrekte Beinlänge sowie die Luxationsfreiheit verifiziert, dann wird der endgültige Kopf aufgesetzt und die endgültige Reposition durchgeführt. Der Wundverschluss geschieht in üblicher Weise, wobei in manchen Fällen, wenn pelvitrochantäre Muskulatur abgelöst werden musste, diese peinlichst genau transossär wieder refixiert werden sollte, um eine pelvitrochantäre Insuffizienz mit Trendelenburg-Hinken bestmöglich zu vermeiden.

Eigene Erfahrungen

Die Orthopädische Klinik München-Harlaching verfügt seit Ende Oktober 1998 über ein eigenes Orthodoc-Robodoc-System; wir haben gegenwärtig 44 Patienten mit diesem System operiert, hiervon 21 mit einer Geradschaftprothese (S-Rom-Prothese – Firma Johnson & Johnson, Osteoloc-Prothese – Firma Howmedica) sowie 23 Patienten mit einer anatomisch adaptierten Prothese, der Antega-Schaftprothese der Firma Aesculap (Abb. 2 a–d).

Wir haben 52 Patienten ursprünglich für die roboterassistierte Schaftimplantation vorgesehen, die Pinschrauben gesetzt und auf der Orthodoc-Planungsstation geplant, bei vier Patienten war die notwendige Prothesengröße noch nicht in der „Software-Bibliothek" für die Kontrolleinheit vorhanden, so dass diese Patienten händisch operativ versorgt wurden, wobei auch in diesen Fällen die Orthodocplanung äußerst hilfreich war. Zwei Patienten konnten definitiv nicht mit dem Robodoc-System versorgt werden, da die Verankerung der proximalen Pinschrauben nicht ausreichend stabil erfolgte, in einem Falle wurden die Schrauben auf einen Osteophyten gesetzt, das andere Mal im osteoporotischen Knochen, so dass die unmittelbar vor dem Fräsvorgang einsetzende Vermessung dieser proximalen Pinschraube, bedingt durch deren Instabilität, zu viel Ungenauigkeit ergab und das eigentliche Fräsprogramm nicht gestartet werden konnte. Bei zwei

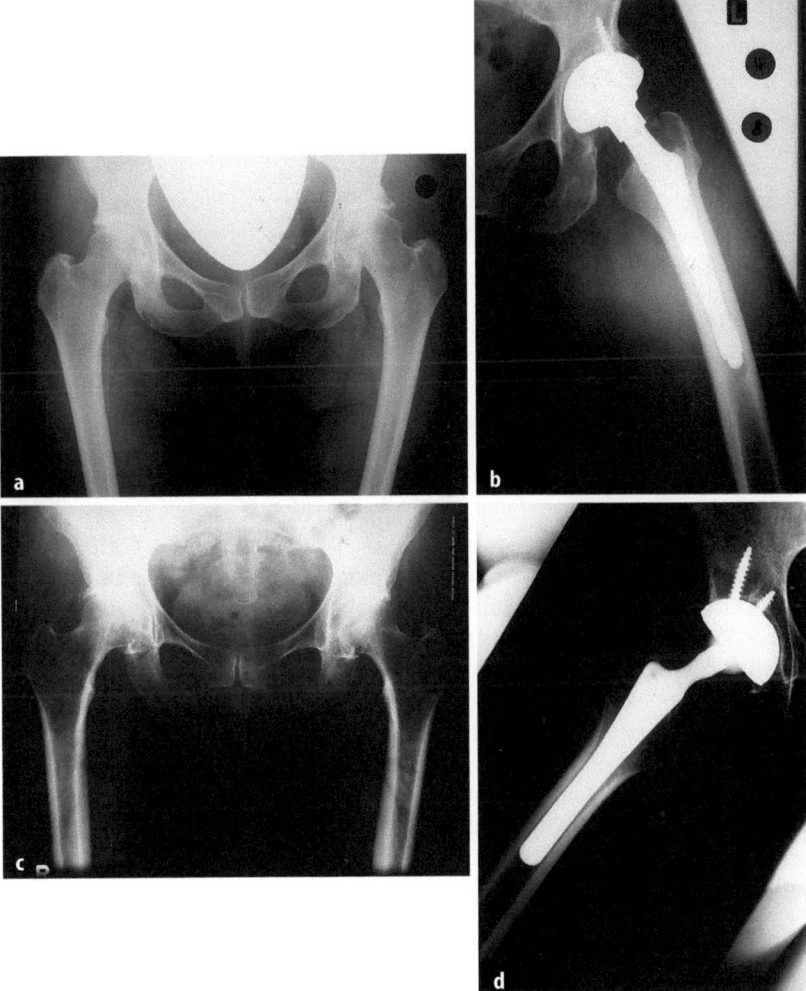

Abb. 2 a–d. Prä- und postoperative Röntgenaufnahmen – Geradschaftprothese (**a, b**) und anatomisch adaptierte Prothese (**c, d**)

weiteren Patienten konnte trotz korrekter Orthodocplanung der Robodoc nicht zum Einsatz kommen, da bei mehrfach voroperiertem Luxationsperthes bzw. grotesker Varisation der tatsächliche Fräsweg des Fräsroboters zu viel Trochanter major-Substanz geopfert hätte, so dass in diesen Fällen trotz korrekter Orthodocplanung auf händische Implantation übergegangen wurde. Ansonsten konnten sämtliche auf der Orthodocplanungsstation durchgeführten Planungen exakt intraoperativ mittels des Robodocfrässystems in den Patientenknochen übertragen werden. Schaftfissuren, Schaftfrakturen, Fehlpositionierungen, Perforationen u.ä. sind nicht aufgetreten. Betrachtet man die Komplikationen, so muss zwischen prothesenspezifischen robodocabhängigen Komplikationen sowie allgemeinen Komplikationen unterschieden werden. Es fällt auf, dass weitaus mehr Komplikationen bei Geradschaftprothesen auftreten, so mussten wir drei

Luxationen sowie zweimal ein Trendelenburghinken verzeichnen; bei der anatomisch adaptierten Prothese haben wir bislang eine temporäre Ischiadikusläsion beobachten müssen, wobei hier als wahrscheinlichste Ursache Hakendruck auf den N. ischiadicus bei der Exposition des Femurs bei einer stark übergewichtigen Patientin als mögliche Ursache zu sehen ist. Luxationen sind bei der anatomisch adaptierten Antegaprothese nicht aufgetreten. Nachblutungen, Infektionen, Thrombosen, Embolien oder parartikuläre Ossifikationen größeren Ausmaßes mussten wir nicht beobachten, lediglich bei einem Patienten zeigte sich eine parartikuläre Ossifikation Brooker I. Die dezidierte postoperative Auswertung nach dem Harris Hip-Score steht zum gegenwärtigen Zeitpunkt noch aus, da aufgrund der Software-Entwicklungen erst ab dem zweiten Quartal 1999 die anatomisch adaptierte Endoprothese mittels Operationsroboter eingesetzt werden konnte.

Wir verfügen zum gegenwärtigen Zeitpunkt, was die anatomisch adaptierte Endoprothese betrifft, über längstens Sechsmonatsergebnisse.

Diskussion

Mit der Empfehlung an einen Patienten, diesem aufgrund einer Coxarthrose eine Hüftendoprothese einzusetzen, kann man mittel- bis langfristig diesem Patienten gute bis sehr gute Erfolgschancen geben. Die in den letzten Jahren gemachten Erfahrungen flossen kontinuierlich in die Entwicklung von Endoprothesensystemen ein, die zementfreie Hüftendoprothetik ist ein Routineeingriff mit guten bis sehr guten, reproduzierbaren Ergebnissen. Konsequente Weiterentwicklungen in den Gleitpaarungsmaterialien wie Durasul-Keramik, Metall-Metallartikulation sowie Keramik-Keramik-Gleitpaarung lassen sicherlich gerade die Rate der aseptischen, abriebbedingten Lockerungsphänomene in näherer Zukunft weiter sinken. Mit Verbesserungen im Prothesendesign allein sowie Verbesserungen der Materialeigenschaften lässt sich eine weitere Unbekannte, eine mögliche suboptimale Positionierung oder Größenbestimmung der Prothese, intra operationem naturgemäß nicht ausschließen. Varusfehlstellungen sind wesentlich häufiger als Valgusfehlstellungen, gelegentlich sind zu klein dimensionierte Prothesen zu beobachten, bei Sinterung im weiteren postoperativen Verlauf wird man sicherlich von Lockerungstendenzen zu sprechen haben. Eher zu groß gewählte Endoprothesen verändern entweder das Drehzentrum des Hüftgelenkes oder, wenn zu tief eingeschlagen, sind Schaftfissuren im günstigsten Fall oder Schaftsprengungen im schlechtesten Fall zu beobachten. Derartige Erfahrungen hat sicherlich jeder von uns bereits gemacht. Eine korrekt zementfrei eingebrachte Endoprothese stellt hohe Anforderungen an das Endoprothesenlager, die Prothese sollte pressfit sitzen, um einen möglichst innigen Kontakt zwischen Knochen- und Prothesenoberfläche mit Erleichterung des Anwachsverhaltens zu erzielen. Kompromisssituationen beinhalten im günstigsten Fall eine längere Entlastungsphase für den Patienten, aber der Gefahr des späteren Nachsinkens bei Belastung oder eine mehr oder minder bindegewebige Einscheidung der Endoprothese, die sich dann entweder sekundär stabilisiert oder bei mechanischer Unruhe im Prothesenlager zu einer Lockerung führt. Demzufolge sind diese o.g. Mechanismen nicht nur nach unserem Empfinden nicht zu vernachlässigende Parameter, die die Langzeithaltbarkeit von Endoprothesen entscheidend beeinflussen können.

Wir planen die Endoprothesenimplantation anhand präoperativ gefertigter Röntgenaufnahmen mit Planungsschablonen und können so näherungsweise die tatsächliche Schaftimplantation simulieren, Korrekturen der Beinlänge, des Drehzentrums, des Offsets u.a. sind näherungsweise möglich. Korrekturen der Antetorsion finden eher wenig Berücksichtigung, da die adäquaten präoperativen Röntgenaufnahmen fehlen oder aber infolge von Bewegungseinschränkungen am arthrotisch veränderten Gelenk nicht exakt gefertigt werden können. Eine dreidimensional verifizierbare Planung oder Überprüfung der Planung ist, wenn konventionell geplant wird, unmöglich. Die bisherigen Verbesserungen in der Endoprothetik sind generell ausschließlich Folge biomechanischer oder tribologischer Fortschritte und Kenntnisse, auch Änderungen im Material oder deren Eigenschaften fließen in diesen Fortschritt mit ein. Der „humane" Faktor, also die reproduzierbare Leistung des Operateurs in Planung und Ausführung der Operation, wird, außer durch ständiges Training und Fähigkeit zur Selbstkritik, sich nicht im gleichen Maße harmonisieren lassen.

Mit computergestützten Operationssystemen, seien sie aktiver Art, wie beispielsweise der Robodoc oder das Casparsystem, oder passiver Art, wie alle Navigationssysteme, sind auch hier Fortschritte möglich, die präoperative Planung, basierend auf der dreidimensionalen Rekonstruktion von zuvor erhobenen CT- oder NMR-Daten, zu präzisieren und eben diese Präzision auch intraoperativ mit großer Sicherheit umzusetzen.

Seit wenigen Jahren stehen nun diese computergesteuerten Rechnersysteme zur Verfügung, die zum einen den Operateur bei der Planung durch die 3-D-Graphik unterstützen, aber auch diese Planung intraoperativ beispielsweise durch den Fräsroboter umsetzen. Mit diesen Verfahren ist es erstmals möglich, in allen drei Ebenen des Raumes die Prothese exakt zu planen und dann mit einer Fräsgenauigkeit von 0,05 mm im patienteneigenen Knochen umzusetzen (Börner et al. 1999).

Erkauft wird dies mit einer derzeit noch deutlich längeren Operationszeit (Bargar 1998, Börner 1997) im Vergleich zur händisch operierten Endoprothese. Ein Teil der längeren Operationszeit ist systemimmanent, so benötigt die Exposition des Femurs, die Befestigung des Femurs am Roboter sowie die Kalibrierung des Fräsroboters am Patientenfemur Zeit, die sicherlich noch reduziert werden kann, jedoch in jedem Fall mehr Zeit beansprucht als die übliche Exposition des Femurs. Theoretisch mögliche, bei uns im Hause glücklicherweise noch nicht eingetretene hiermit verbundene Nachteile sind eine größere Infektionsgefährdung durch längere Operationszeit sowie ein höherer Blutverlust. Wir mussten diese Erfahrung bislang noch nicht machen. Die in unserem Hause operierten Patienten waren weder im postoperativen Verlauf mit denkbar größeren Hämatombildungen, vermehrter Wundsekretion oder zögerlicher Mobilisierung in irgendeiner Weise verschieden von den konventionell operierten Patienten. Die eigentliche Fräszeit ist mit Sicherheit implantatabhängig, so ist der Fräsvorgang für eine anatomisch geformte Prothese wesentlich komplexer und damit zeitaufwendiger als die Fräszeit einer Geradschaftprothese. Die anatomisch geformte, in unserem Hause verwandte, Antegaschaftprothese benötigte in der initialen Software-Version Fräszeiten zwischen 40 und 50 Minuten, inzwischen sind durch Änderungen der Software, basierend auf den hier im Hause gemachten Erfahrungen, Fräszeiten zwischen 25 und 35 Minuten schon möglich, eine weitere Reduzierung der Fräszeiten ist in nächster Zukunft zu erwarten.

Wir wissen, dass wir zum gegenwärtigen Zeitpunkt sowie im kurz- bis mittelfristigen Verlauf wohl keine Unterschiede zu einer konventionell zementfrei implantierten Schaftendoprothese werden feststellen können, sieht man von offensichtlichen Fehlpositionierungen des Schaftes im Varus- oder Valgussinne oder einer zu klein oder zu groß gewählten Prothese mit den sich daraus möglicherweise ergebenden Folgeproblemen einmal ab. Inwieweit der zugrunde liegende Gedanke, nachdem eine initial bessere Passform mit optimaler Positionierung des Femurschaftes im Patientenknochen ohne Schaftfissur- oder Frakturproblematik tatsächlich zu einer längeren dauerhaften Verankerung im Knochen führen wird, bleibt derzeit noch offen. Insofern sind alle Anwender und Nichtanwender aufgerufen, die eigenen Ergebnisse kritisch mit dem Standard zu vergleichen. Wir können unseren Patienten guten Gewissens versichern, dass abgesehen von der systemimmanenten längeren Operationszeit keine spezifischen Komplikationen durch den rechnerunterstützten Robotereinsatz zu erwarten sind. Alle Anwender wissen, dass wir am Beginn einer spannenden Entwicklung rechnerunterstützter Operationen in unserem Fachgebiet stehen. Die Frage – in wie weit der Weg in die aktive Robotik – wobei der Operator während einer bestimmten Operationsphase lediglich als aufsichtsführender Beobachter anwesend ist, oder aber eine eher passive rechnerunterstützte Technik zum Einsatz kommt – wobei der Operateur während aller Operationsschritte federführend arbeitet (wobei interaktive Computerprogramme eingesetzt werden, sog. Realtime-Informationen, die dem Operateur jederzeit die exakte Position seiner Operationsinstrumente zeigen) bleibt derzeit noch offen.

Literatur

Bargar WL (1989) Shape the implant to the patient. A rationale for the use of custom-fit cementless total hip implants. Clin Orthop 249:73–78

Bargar WL (1989) Primary and Revision Total Hip Replacement Using the Robodoc-System. Clinical Orthopedics and related research 354:82–91

Börner M, Lahmer A, Wiesel U (1999) Rechnerunterstütztes Operieren in der Hüftendoprothetik. N ärztl Fortb Qual Sich 93:253–258

Börner M, Lahmer A (1997) Rechnerunterstützter Robotereinsatz in der Hüftendoprothetik. Orthopäde 26:251–257

Stier U, Lahmer A, Börner M (1998) Rechnerunterstützter Robotereinsatz in der Hüftendoprothetik der posttraumatischen Coxarthrose. In: von Rahmanzadeh R, Vogt Chr et al (Hrsg), Unfallchirurgie. 16./17. Steglitzer Unfalltagung. Einhorn-Verlag

Computerassistierte Chirurgie am proximalen Femur mit dem CASPAR-System

J. Hassenpflug

Unter den vielfältigen Einflussfaktoren, die für Fehlschläge von Endoprothesen verantwortlich sein können, stellt die Operationstechnik selbst und ihre Modifikation durch Roboterunterstützung nur eine von vielen Variablen dar (Abb. 1).

Das CASPAR-System (Computer Aided Surgical Planning and Robotics) verfügt im Gegensatz zum ROBODOC-System über sechs Freiheitsgrade der Bewegung, die allerdings in der praktischen Umsetzung noch nicht alle genutzt werden. Bis heute ist so der Einsatz anatomisch geformter Schaftendoprothesen mit diesem System noch nicht möglich. Zur räumlichen Orientierung für den Roboter ist es nach wie vor erforderlich, präoperativ zwei Referenzierungsschrauben anzubringen. Die intraoperativen Abläufe sind in vielen Bereichen weiter verbesserungsfähig. Eine sehr sorgfältige Evaluation der Ergebnisse sowohl experimentell als auch im klinischen Ablauf ist unabdingbar. Im Folgenden sollen einige Besonderheiten des Prozessablaufes beim roboterunterstützten Operieren mit dem CASPAR-System dargestellt und dabei auch verschiedene Problembereiche angesprochen werden.

Zum *Pin-Setzen* für Operationen in Rückenlage muss die Trochanterschraube schräg von vorne am Tuberculum innominatum eingebracht werden, damit sie intraoperativ in der Vierer-Position während des Fräsens der Schaftkavität für den Fühler des Roboters ohne Weichteilbedeckung zugänglich ist. Der Raum, der zum Einsetzen des proximalen Pins zur Verfügung steht, ist zwischen der äußeren Corticalis der Trochanterregion und der späteren Fräsbahn zum Einbringen der Prothese sehr eng begrenzt. Die Schraube darf nicht zu weit medial sitzen, damit sie nicht in den Fräskanal hineinragt; beim Setzen der Schraube weiter lateral können teilweise Probleme durch Abrutschen der Schraubenspitze am Knochen auftreten. Dies kann durch Setzen einer kanülierten Schraube über einen Kirschnerdraht vermieden werden. In jedem Fall ist es hilfreich, die laterale Corticalis mit einem Bohrer auf wenige Millimeter Tiefe anzukörnen; die Bohrung sollte nicht zu tief geführt werden, um den festen Sitz des Schraubengewindes nicht zu gefährden.

Die 2. Referenzierungsschraube für Operationen in Rückenlage wird direkt oberhalb des medialen Epicondylus femoris am Knie eingebracht. Insbesondere bei adipösen Patienten sollte die Referenzschraube möglichst senkrecht zur Längsachse des Beines eingebracht werden, damit später die aufgeschraubte Pinverlängerung die Haut ausreichend überragt. Eine Positionierung der Schraube oberhalb des Epicondylus verursacht nach unseren Erfahrungen geringere postoperative Beschwerden. Die *CT-Untersuchung* hat sich bei noch liegender Spinalanästhesie unmittelbar nach dem Pin-Setzen bewährt, damit sich der Patient im CT nicht bewegt.

Die *präoperative Planung* ist mit großer Genauigkeit möglich. Die Frage, ob und in welchen Regionen die Prothesenschäfte im spongiösen oder corticalen Bereich verankert werden sollen, die ideale Größenauswahl und viele weitere Fragen sind für die verschiedenen Prothesenmodelle sicher noch nicht abschließend geklärt.

Die hohen Antetorsionswinkel von Dysplasiehüften werden von uns regelmäßig auf Werte von knapp unter 20° verringert. Eine Abstimmung von Antetorsion des Schaftes und Anteversion der Pfanne ist unbedingt anzustreben, da sonst Luxationen drohen.

Bei der Osteoloc-Prothese wird die dorsale Corticalis am proximalen Prothesenschaft aufgrund des geraden großvolumigen Schaftes häufig ausgedünnt oder gar perforiert.

Insbesondere bei schweren knöchernen Schaftdeformitäten, z.B. nach Traumen oder vorangegangenen Umstellungsosteotomien, gestattet die dreidimensionale Planung, den Prothesenschaft äußerst genau zu positionieren, und diese Planungen auch tatsächlich so umzusetzen, wie es ohne Roboterunterstützung kaum möglich wäre (Abb. 2).

Die *Lagerung zur OP* muss verschiedene Besonderheiten berücksichtigen:

Bei Operation in Rückenlage sollte die Hüfte den Tisch weit genug zur Seite überragen und etwas angehoben sein, damit nach dorsal Hohmann-Hebel eingesetzt und mit festen Halterungen stabilisiert werden können, um dem Roboter bei den üblichen Gradschaftprothesen den Zugang zum Knochen ausreichend freizuhalten. Der Unterschenkel des operierten Beines wird für den Robotereinsatz auf einer gegenseitig angebrachten, steril gepolsterten Armstütze fest gewickelt.

Im *OP-Ablauf* wählen wir einen transglutealen Zugang. Nach konventionellem Einbringen der Prothesenpfanne wird das Bein in 4er-Position gelagert, die Knochenhaltezange angebracht und der Roboter angedockt.

Nach Referenzierung von Condylen- und Trochanter-Pin durch den Roboter beginnt der automatische Fräsvorgang. Die Position des Knochens wird über einen Bewegungssensor kontrolliert. Da der Fräser für Geradschaftprothesen große Teile des harten Trochanterknochens abtragen muss, besteht in dieser Phase eine besondere Gefahr für Verschiebungen des Knochens mit einem Ausschlag des Bewegungssensors; dies lässt sich auch durch Fixieren der Knochenhaltezange mit zwei Gelenkarmen und durch schräges Unterstützen des Unterschenkels von vorne außen nicht immer vollständig verhindern. Die Einschlagtiefe für den Osteoloc-Schaft kann mit dem CASPAR-System bisher ungünstigerweise nicht markiert werden.

Der Prozessablauf bedingt insgesamt eine Reihe von *besonderen Risiken:* Zwei unmittelbar aufeinander folgende Operationen an der gleichen Körperregion bedeuten ein erhöhtes Infektionsrisiko! Evtl. erhöhte Thrombosegefahr durch lange, absolut ruhige Lagerung während des Fräsvorganges. Cave: Zu große Antetorsionsposition der Prothesenschäfte kann eine Luxationsneigung begünstigen. Umfassende Ergebnisberichte fehlen bisher oder betrachten nur kurze Zeiträume.

Bei der Einführung roboterunterstützter Operationen sind viele Randbedingungen zu beachten, sonst drohen Verzögerungen des operativen Ablaufes, wenn nicht gar Fehlschläge.

Die bisher von zementfreien Endoprothesenschäften, z. B. mit Überlebenszeiten von 98% nach 9 Jahren, wie wir sie in einer vorangegangenen Untersuchung für den Zweymüller-Schaft ermittelt haben (Traulsen u. Mitarb. 2000), sind

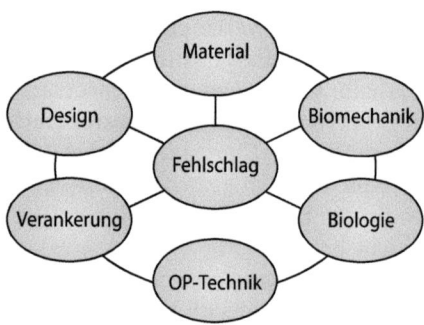

Abb. 1. Multifaktorielle Entstehung von Fehlschlägen in der Endoprothetik

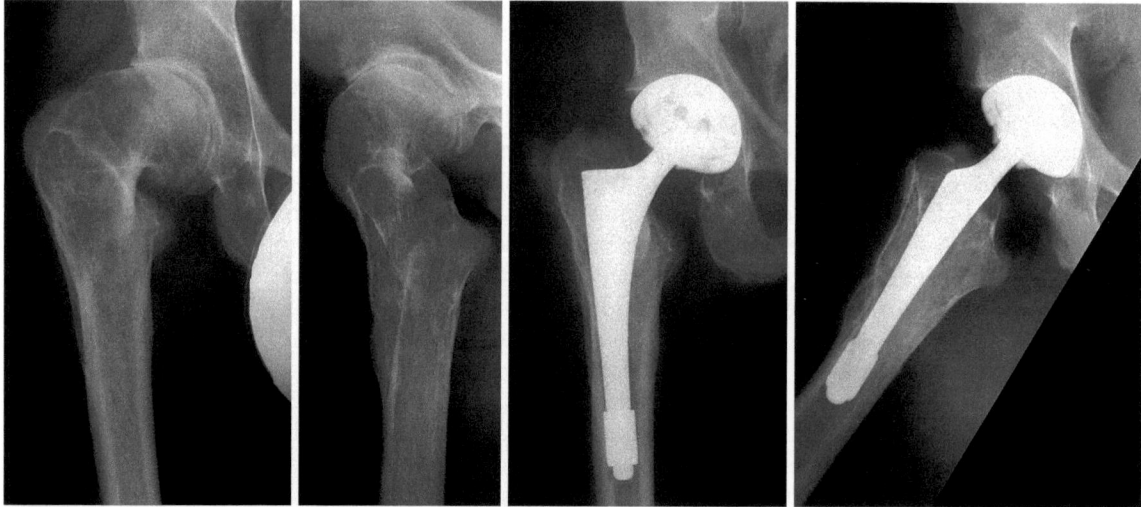

Abb. 2. 47-jähriger Patient, 33 Jahre nach Imhäuser-Osteotomie bei Epiphyseolysis capitis femoris. Bei der ausgeprägten Fehlstellung ermöglicht die dreidimensionale Planung eine exakte Positionierung des Prothesenschaftes, die dann intraoperativ durch den Roboter mit großer Genauigkeit umgesetzt wird

sicher nur schwer weiter zu verbessern. Eine abschließende Bewertung der Ergebnisse steht aus. Um so eher sind radiologische Frühuntersuchungen und Migrationsanalysen einzufordern, die prospektiv ermöglichen, die Langzeitresultate abzuschätzen.

In *experimentellen Untersuchungen zur Positionsgenauigkeit* konnten wir eindeutig eine bessere Positionsgenauigkeit als bei Handimplantation, jedoch keine so ideale Positionierung wie bei industriellen CAM-Verfahren nachweisen. Die Einschlagtiefe der untersuchten Prothesen war nur bei 11 von 16 experimentellen Implantationen korrekt. In mediolateraler Richtung war im Mittel eine Verschiebung von 0,4 mm nach lateral (±0,23), in dorsoventraler Richtung eine Verschiebung von 0,75 mm nach dorsal (±0,73), und bei den Anteversionswinkeln eine Zunahme um +1,1° (±0,05°) festzustellen. Jerosch u. Mitarb. (1999) verzeichneten bei CT-Untersuchungen nach Implantation mit dem Robodoc-System keine wesentlichen Positionsabweichungen.

In *experimentellen Untersuchungen zur Passgenauigkeit* war nach Plastination von roboterimplantierten und handimplantierten Schäften in Kadaverknochen, bei schichtweiser Untersuchung der Grenzflächen eine gute Passgenauigkeit nach Roboter-Operationen und Fissuren und Trümmerzone nach Handimplantation zu erkennen. Die klinische Bedeutung dieser Beobachtungen muss offen bleiben. Es ist bisher nicht geklärt, ob eine periprothetisch verdichtete Trümmerzone eine stabile Einheilung der Prothesenschäfte begünstigt oder ob die scharf durchtrennten Trabekel, die direkt der Prothesenoberfläche anliegen, eine raschere und stabilere Fixation der Schäfte gewährleisten. Auch die Frage, inwieweit durch die Dauerspülung während des Fräsvorganges Zellen aus dem Knochen herausgespült werden, die für den Einheilungsprozess essentiell sind, muss im Moment offen bleiben.

Als gegenwärtige *Wertung und Ausblick* kann in Stichworten festgestellt werden:
- Sehr gute Planbarkeit
- Akzeptable Positions- und Passgenauigkeit
- Aufwendiger Prozessablauf mit zweiter Narkose, CT und höherem Zeitbedarf für die Operation
- Erhöhter Personalbedarf, erhöhte Kosten, Strahlenbelastung
- Vorteile bei schweren Schaftdeformitäten!

Zu fordern ist ein Verzicht auf Referenzierungs-Pins unter Aufrechterhalt der Genauigkeit, Navigationssysteme zur Positionierung der Pfanne sowie eine multizentrische, lückenlose Dokumentation der frühen Ergebnisse und Komplikationen. Die Einführung der neuen roboterunterstützten Operationstechniken ist zweifellos mit vielen Anfangsschwierigkeiten verbunden. Die grundsätzlichen Vorteile und das große Entwicklungspotential dieser Verfahren dürfen nicht durch vorschnelle emotionale Abwehrreaktionen aufs Spiel gesetzt werden. In der gegenwärtigen Situation stellt die schon vollzogene weite Streuung dieser Techniken keine gute Grundlage für eine kritische Evaluation dar. Voraussetzung für einen langfristigen Erfolg ist eine offene wissenschaftliche Diskussion, die nicht von kurzatmigen Marketing-Gesichtspunkten dominiert werden darf.

Zusammenfassung

Computerunterstützte Design-Verfahren (Computer-Aided Design, CAD) und robotergesteuerte Fertigungsmethoden (Computer-Aided Manufacturing, CAM) werden gegenwärtig aus der industriellen Herstellung in die medizinische Therapie übertragen. Der Robotereinsatz während Operationen am Patienten wurde durch verbesserte Sicherheits- und Steuersysteme ermöglicht. Der Prothesensitz kann so mit höchster Genauigkeit nach dreidimensionaler Planung am Rechnermodell festgelegt und intraoperativ durch Robotereinsatz auf Bruchteile von Millimetern genau umgesetzt werden. Die klinische Anwendung von Robotersystemen gewinnt immer weitere Verbreitung; viele Grundlagen sind aber nach wie vor noch nicht geklärt.

Literatur

Jerosch J, v Hasselbach C, Filler T, Peuker E, Rahgozar M, Lahmer A, Witzel U (1999) Roboterassistierte Implantation der femoralen Komponente einer Hüftendoprothese – eine experimentelle Untersuchung. Orthopädische Praxis 35, 10:632–641

Niethard FU (1999) Computer Assisted Orthopaedic Surgery (CAOS) in der Hüftendoprothetik. Z Orthop 137:1

Traulsen FC, Hassenpflug J, Hahne H-J (2001) Langzeitergebnisse zementfreier Hüftendoprothesen (Zweymüller). Z Orthop 139

Computerassistierte Planung und Navigation der Hüftendoprothesenimplantation

J. Babisch, F. Layher, R. A. Venbrocks

Einleitung

An chirurgisch-orthopädische Operationsverfahren wird in zunehmendem Maße die Forderung nach höherer Präzision gestellt, die durch Weiterentwicklung moderner bildgebender Verfahren (CT, MRT) und immer bessere digitale Bildverarbeitungsprogramme mit qualitativ hochwertiger zwei- und insbesondere dreidimensionaler Darstellbarkeit anatomischer Strukturen erfüllbar erscheint. Die gewonnenen Bilddatensätze erlaubten schon vor einigen Jahren die Rekonstruktion von Kunstknochenmodellen für die weitere Therapieplanung und die individuelle Herstellung von Prothesen und Implantaten im Bereich des Gelenkersatzes oder auch der Tumorchirurgie [1]. Mit den neuen Methoden der dreidimensionalen Bilddarstellung scheinen die Probleme der konventionellen Röntgentechnik resultierend aus Ungenauigkeiten bei der Bestimmung des Röntgenvergrößerungsfaktors und der Knochenmorphologie überwindbar zu sein. Therapieplanung und Operationssimulation an einem dreidimensionalen CT-Knochenmodell ermöglichen eine noch präzisere Vorhersage und damit auch bessere Lösung intraoperativ zu erwartender Probleme. Sie sind die Grundlage für das „rechnergestützte Operieren", die „computerassistierte Chirurgie (CAS)", welche sich allmählich als ein neues Teilgebiet der orthopädisch-chirurgischen Therapie etabliert [7, 8]. Zu den bedeutendsten Innovationen zählt dabei die Entwicklung des Operationsroboters und moderner Navigationssysteme [4, 11].

Konzepte der Navigation

Das Prinzip der intraoperativen Navigation besteht in einer neben dem wirklichen Operationsfeld „virtuellen" Darstellung der chirurgischen Instrumente und Handlungen in einem dem reellen Objekt entsprechenden 3D-CT-Bilddatensatz. Über eine solche zusätzliche visuelle Kontrolle ist die chirurgische Aktion nicht nur am Computerbildschirm zu verfolgen („Ist-"Position), sondern Hauptanliegen ist die präzise Umsetzung eines in diesem Bilddatensatz vorher erstellten Behandlungsplanes (Abgleich von „Ist-" und „Soll-"Position).

Wird das chirurgische Instrument vom System (Navigator) räumlich in Relation zum Patienten erfasst und im 3D-Bild dargestellt, vom Operateur aber in Freihandtechnik geführt, handelt es sich um eine passive Navigation mit einem *Navigationssystem*. Wird dagegen das chirurgische Instrument selbst aktiv und nimmt die entscheidende Aktion (Fräsen/Schneiden) „ohne" die Hand des Chirurgen vor, handelt es sich um eine aktive Navigation mit einem *Operationsroboter*.

Navigationssysteme erlauben den gleichzeitigen Einsatz von mehreren Instrumenten (Pfriem, Pfannenfräser, Pfanneninpaktor, Raspel usw.), die bei den modernen Systemen optoelektronisch von einer Infrarotkamera über passive (infrarotlichtreflektierende) oder aktive (infrarotlichtsendende) am Instrument fixierte Marker geortet werden. Nach erster Anwendung im Bereich der Wirbelsäulenchirurgie bei der Pedikelschraubenpositionierung [11] befinden sich inzwischen weitere Navigationsmodule im Einsatz (Hüft- und Knieendoprothetik, Kreuzbandersatz, Beckenosteotomie). Im Bereich der Hüftendoprothetik ist die CT-gestützte Navigation das bisher am häufigsten eingesetzte Verfahren und daher Gegenstand der weiteren Ausführungen.

Im Gegensatz dazu wird bei den neuesten Applikationen die Computertomographie der Beckenregion durch fluoroskopische Bilddaten mit dem Ziel ersetzt, die Strahlendosis zu minimieren (CT-freie C-Arm-Navigation).

Navigation in der Hüftendoprothetik

Warum Navigation?
– Probleme und Zielstellungen

Trotz zahlreicher Fortschritte auf dem Gebiet der Materialentwicklung, des Prothesendesigns und der Verankerungstechnik mit Überlebensraten der neuen Endoprothesengeneration von über 90% in 10 Jahren sind nicht alle Probleme gelöst. Anfallende Revisionseingriffe werden in über 75% wegen aseptischer Lockerung und in 7% wegen septischer Komplikationen erforderlich. Bereits an dritter Stelle dieser Versagensanalyse rangieren neben den Frakturen (5%) die Prothesenluxationen mit 5% und technischen Implantationsfehler mit einer Quote von über 3% aller Komplikationen [5, 6, 9, 10]. Über eine verbesserte dreidimensionale Operationsplanung mit genauerer Determinierung von Implantatgröße und Prothesenposition und einer navigationsgesteuerten präzisen intraoperativen Umsetzung dieser Planung (Abgleich „Soll" mit „Ist") sollen solche Fehlpositionen zukünftig vermieden werden. Im Einzelfall sind damit Verbesserungen der Prothesenfunktion zu erwarten.

So ist im Bereich der Pfanne eine Pfannenpositionierung unabhängig von der momentanen Lagerung des Beckens auf dem Operationstisch in eine bereits von Lewinneck et al. [9] definierte und allgemein anerkannte „sichere Zone" von $40 \pm 10°$ Inklination und $15 \pm 10°$ Anteversion anzustreben. Bei Sekundärarthrosen verspricht die Rekonstruktion des primären Rotationszentrums bis auf wenige Extremsituationen die besten Langzeitergebnisse.

Nachdem sich die Navigation im Bereich der Hüftendoprothetik bisher nur auf die Pfannennavigation konzentrierte, befindet sich bei den Systemen Navitrack und *VectorVision* nun auch die Prothesenschaftnavigation in der Entwicklung. Zielstellungen der Navigation sind eine dem Femurmarkraum entsprechende achsgerechte sowie eine in Verbindung mit der Pfannenimplantation abgestimmte antetorsionsgenaue und zugleich beinlängengerechte Femurschaftimplantation. Es besteht die Aufgabe, insbesondere bei schwieriger Ausgangsanatomie dem Operateur eine bessere visuelle Zusatzinformation zu liefern und so schneller, sicherer und möglichst auch weniger invasiv zu operieren.

Wie wird navigiert?

■ **Methoden.** Obwohl auch bereits erste Erkenntnisse über CT-freie Pfannennavigationssysteme vorliegen (C-Arm-Navigation SurgiGATE, kinematisches System OrthoPilot), basiert die Mehrzahl der derzeit in Anwendung befindlichen Hüftnavigationssysteme auf einer CT-gestützten Navigation, die sich bei den verschiedenen Systemen (SurgiGATE-hip, NAVITRACK-hip, *VectorVision-hip* u. a.) in der Methodik zwar in einigen Details, nicht aber in den Grundprinzipien voneinander unterscheiden. Das Vorgehen kann in folgende Arbeitsschritte unterteilt werden (Abb. 1):

■ **Planung:**
1. CT-Untersuchung entsprechend einem speziellen CT-Protokoll und Datentransfer vom CT zur Navigationsworkstation über Netzwerk oder Diskette; Möglichkeit der Bildnachbearbeitung durch Modifikation des Schwellenwertes („threshold") und Grauwertes der einzelnen Schnittbilder.
2. *Segmentierung – Erstellen des 3D-CT-Beckenmodells* (bei der Schaftnavigation zusätzlich des Femurmodells) aus den einzelnen Schnittbildern. Trennung und isolierte Darstellung von Becken und Femur. Definition des räumlichen Koordinatensystems des Beckens. Derzeit wird unter den Navigationsanwendern einheitlich die Frontalebene durch die Verbindung von typischen anatomischen Referenzpunkten (Spina iliaca anterior rechts und links, Symphysenvorderkante) determiniert.
3. *Operationsplanung* mit virtueller Größenauswahl und Positionierung der Pfanne im CT-Schnittbild (SurgiGATE, *VectorVision*) und/oder im 3D-CT-Bild (Navitrack). Bestimmung des Antetorsions- und Inklinationswinkels im Koordinatensystem. Die einzelnen Pfannenkomponenten sind in einer Datenbank digital hinterlegt und vom Operateur frei auswählbar. Ist die Navigation des Prothesenschaftes vorgesehen, gleichzeitig Schaftpositionierung im virtuellen Bilddatensatz am Bildschirm (Navitrack). Beim *VectorVision*-System ist die Schaftplanung genereller Bestandteil der Op-Vorbereitungen (Abb. 2). Bestimmung der resultierenden Beinlängendifferenz zur Gegenseite.

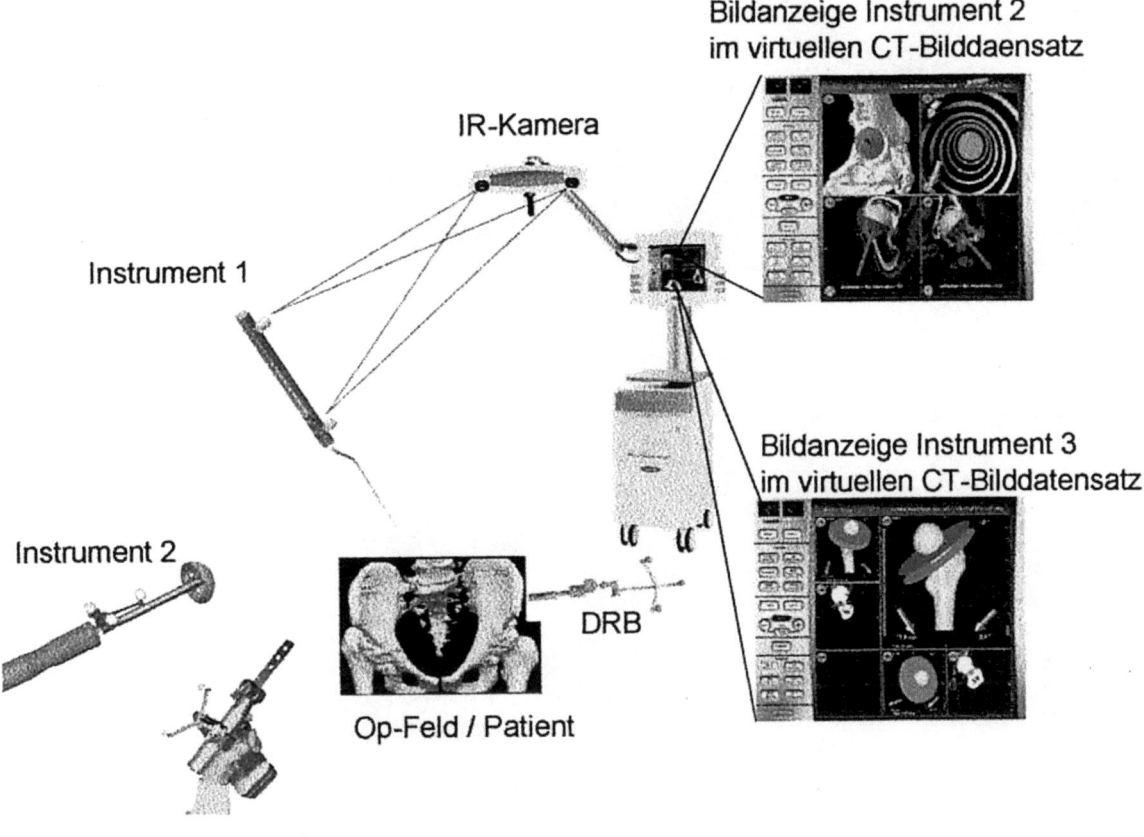

Abb. 1. Prinzip der CT-gestützten navigierten Hüft-TEP-Implantation (*VectorVision*-System)

4. Markierung von markanten, räumlich verteilten Oberflächenpunkten (matchingpoints) für die spätere Registrierung/Matching (Abb. 4). Die Genauigkeit der späteren Navigation kann durch Aufsuchen von Fernpunkten (Spina iliaca anterior der Gegenseite) erhöht werden.

■ **Navigation:**
1. *Kalibrierung der Instrumente* im Operationssaal vor oder während der Operation. Über einen Kalibrierungsblock wird die Geometrie des Instrumentes mit dem daran fixierten Referenzstern mit Markern im räumlichen Koordinatensystem erkannt.
2. *Fixierung der dynamischen Referenzbasis (DRB)* am Beckenknochen (bei Schaftnavigation zusätzlich am Femur) mittels Schanzscher Schraube. Die DRB registriert alle während der Operation auftretenden Relativbewegungen des navigierten Objektes (Becken/Femur) und muss daher stabil am Knochen fixiert sein (Abb. 1).
3. *Registrierung (Matching)* – Abgleich des erstellten virtuellen 3D-Bildes mit dem tatsächlichen Beckenknochen durch punktgenaues Abtasten der in der Planung unter Punkt A4 festgelegten markanten Knochenpunkte (paired-point-matching) mit dem kalibrierten Pfriem. Alternativ oder zusätzlich zur Verbesserung der Genauigkeit wahlfreies Abtasten von mehreren Punkten einer definierten Knochenoberfläche des Beckens (surface-matching).
4. *Verifizierung* – intraoperative Plausibilitätskontrolle des Gesamtsystems durch Abtasten markanter knöcherner Landmarken mit einem Instrument (Pfriem) und Vergleich mit der virtuell angezeigten Position dieses Instruments im 3D-Bild. Bei ersichtlichen Ungenauigkeiten Überprüfung der Punkte B1–B3.
5. *Navigation* – Fräsen des Pfannenlagers und Implantation der Pfanne unter ständigem Vergleich mit der virtuellen Anzeige. Der auf dem Bildschirm simultan ange-

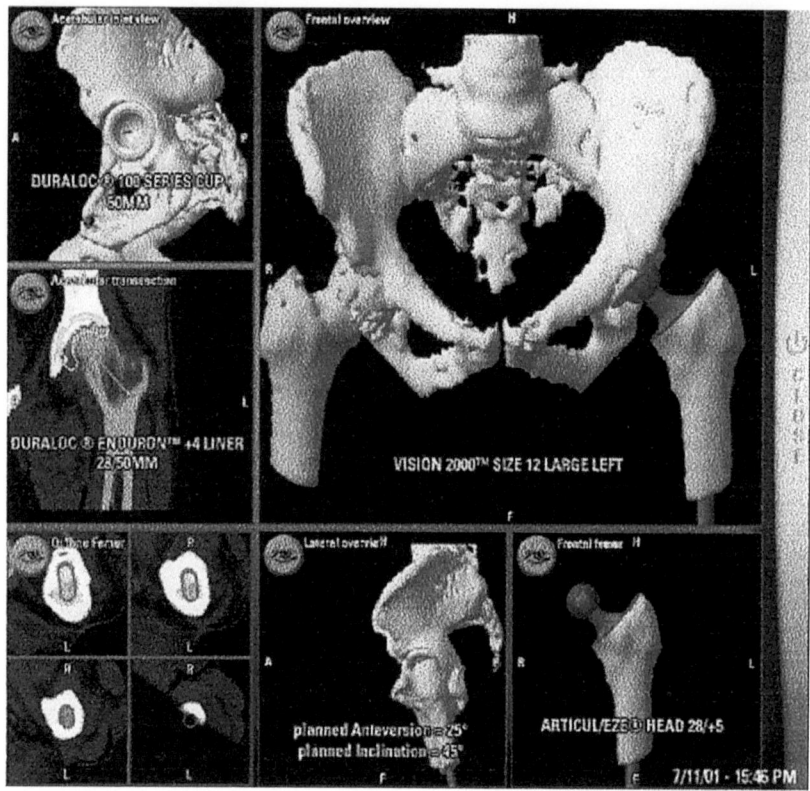

Abb. 2. Kombinierte 3D- und 2D-Planungsübersicht (*VectorVision*-System)

zeigte Pfannenfräser/Pfanneneinschläger wird mit der geplanten Pfannenposition auf dem 3D-Planungsbild (Abb. 3) zur Deckung gebracht. Analog ist bei der Schaftnavigation die Schenkelhalsresektion und das Aufbohren des Femurmarkraumes (*VectorVision*) oder das Einbringen der Raspel (Navitrack) navigierbar.

■ **Bisherige Erfahrungen.** Wir haben die Entwicklung der Hüftnavigation mit den Systemen Navitrack und *VectorVision* seit Juli 1999 begleitet und dabei bis September 2001 bei 41 Patienten im Alter zwischen 31 und 78 Jahren 41 Hüftendoprothesen unter Navigationskontrolle implantiert. Das Durchschnittsalter betrug 51 Jahre. Das Navitrack-System kam in 30 Fällen, das *VectorVision*-System in 11 Fällen zum Einsatz. In der Anfangsphase wurde die Indikation zur navigierten Operation bei primären Coxarthrosen gestellt (n=11), danach versorgten wir ausschließlich Dysplasiecoxarthrosen (n=30) mit schwieriger Ausgangsanatomie, die bei 12 Patienten eine autologe Pfannenerkerplastik erforderte.

Bei allen 41 navigiert implantierten press-fit-Pfannen (30 × Allofit, 11 × Duraloc) wurde die gewünschte Position in der „safe zone" [9] mit einer Inklination zwischen 35 und 55° sowie einer Anteversion zwischen 5 und 25° erreicht. In 3 Fällen zeigte das Navigationssystem Fehler in der Tiefenregistrierung mit angeblicher Perforation des Pfannenbodens um ca. 2 mm an, obwohl diese in vivo nicht vorlagen. Differenzen zwischen „Ist" und „Soll" können einerseits ungewollt durch Verwacklungen beim Einschlagen der press fit-Pfanne, andererseits vom Operateur bewusst akzeptiert in Verbindung mit den Knochenaufbauplastiken bzw. bei nicht exakter Planung zustande kommen. Genauigkeitsmessungen an postoperativen Becken-CT-Aufnahmen zeigen Abweichungen zwischen präoperativer Planung und postoperativem Ergebnis für die Inklination von maximal 5° und für die Anteversion von maximal 7°. Mit zunehmender Sicherheit im Umgang mit dem System und damit Überwindung der erkennbaren Lernkurve können anfänglich größere Ungenauigkeiten und insbesondere der Zeitaufwand für Planung und Navigation minimiert werden. Präoperativ sind für die CT-Untersuchung, 3D-CT-Bilderstellung und Pfannenplanung 40–50 Minuten, intraoperativ für die Navigation mindestens 10–15 Minuten zusätzlicher Zeitaufwand gegenüber der herkömmlichen Verfahrensweise einzukalkulieren.

Im August 2001 wurde mit der Navigation des Schaftes bzw. der Schaftraspel begonnen. Bei beiden Navigationssystemen ist diese Entwicklung noch nicht abgeschlossen.

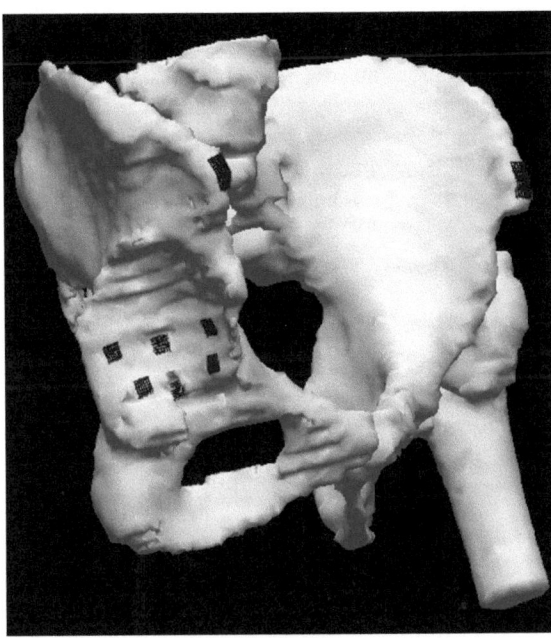

Abb. 3. Matching – Punkte (Navitrack)

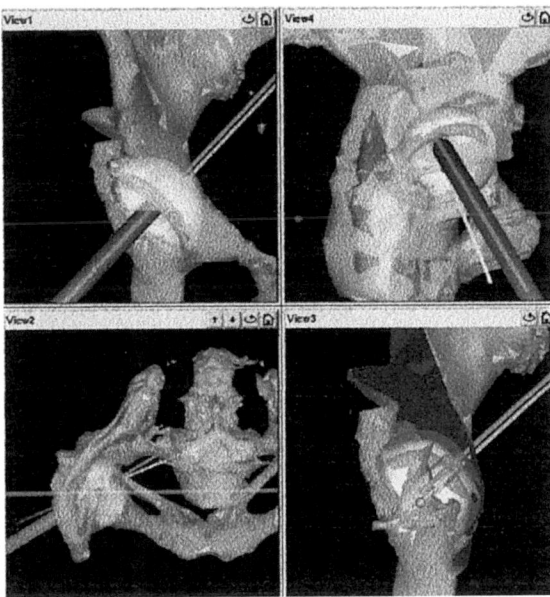

Abb. 4. Navigation der Pfanne (Navitrack)

Wann wird die Hüftendoprothese navigationsgestützt implantiert?

Kosten- und Zeitaufwand, Strahlenbelastung, noch nicht überwundene Mängel der Methode, die derzeit noch begrenzte Anzahl computertechnisch in die Navigation integrierter Endoprothesentypen als auch die eingangs genannten Ziele rechtfertigen die gegenwärtige Situation, dass die Navigation im Bereich der Hüftendoprothetik mit zunehmender Häufigkeit, vorerst aber doch nur in ausgewählten Fällen zur Anwendung kommt. Sie ist somit noch nicht als Standardmethode einzustufen. Nach Überwindung der Lernkurve sind insbesondere Sekundärarthrosen mit schwieriger Ausgangsanatomie und zu erwartenden intraoperativen Problemen eine geeignete Indikation für die 3D-Planung und Navigation der Operation. Besonders in diesen Fällen ist die exakte Prothesenpositionierung und Beinlängenkorrektur bei üblicher Operationstechnik schwierig, da eine räumliche Orientierung an typischen Landmarken (Pfannenrand, Schenkelhals) infolge pathologischer Anatomie problemreich sein kann. Der erfahrene Operateur ist darum durch die Navigation nicht zu ersetzen und muss jederzeit in der Lage sein, auf ein konventionelles Vorgehen umzusteigen.

Wohin planen und navigieren wir das Implantat?

Eigene Untersuchungen haben gezeigt, dass gerade bei diesen schwierigen „Schlechtwetterfällen" mit häufig beiderseitig veränderter Anatomie des Hüftgelenkes die „intuitiv" von den Erfahrungen des Operateurs abhängende präoperative Bestimmung der vermutlich besten Prothesenposition einer individuell unerwartet großen Variabilität unterliegt. So können Stellungen der Pfanne in Relation zur Schaftantetorsion in ihren Auswirkungen nicht präzise vorhergesagt und potentielle Gelenkbelastungen, die sich aus Änderungen der Prothesenposition ergeben (Rekonstruktion des Gelenkdrehzentrums, des femoralen Offsets, der Trochanterhöhe usw.), nicht ohne zusätzliche Hilfsmittel abgeschätzt werden. In der Zukunft sollten biomechanische Analysen wie Impingementuntersuchungen zwischen den Prothesenkomponenten [3, 12] oder biomechanische Modellierungen der Hüftgelenksbelastung in den Prozess der Planung einbezogen werden, da sie dem Operator eine zusätzliche Hilfestellung für die dreidimensionale Prothesenpositionierung bieten.

Bewegungsanalysen an der virtuell implantierten Prothese sind im Planungsmodul des *VectorVision*-Systems integriert worden und bedürfen einer weiteren Auswertung. Da dreidimensionale biomechanische Analysen der Gelenkbiomechanik in der Routine bisher nicht zum Einsatz kommen, führen wir neben der 3D-Bildanalyse seit einigen Jahren eine zusätzliche biomechanisch fundierte Planung an digitalisierten und im Vergrößerungsmaßstab auf 1:1 skalierten Röntgenbildern durch (Abb. 5a). Unter Berücksichtigung von Körpergröße und Körpergewicht des Patienten gestattet eine speziell hierfür entwickelte Software (MEDICAD), die mit der virtuell am Röntgenbild durchgeführten Prothesenimplantation neu entstandene extramedulläre Gelenkkonstellation hinsichtlich Belastung und Geometrie zu analysieren und unter Kenntnis der „physiologischen Norm" zu bewerten [2]. Als sichtbares Maß für eine gute Prothesenposition wird u. a. das nach biomechanischen Gesichtspunkten berechnete optimale Rotationszentrum am Monitor farbig im Röntgenbild markiert und soll sich im Idealfall mit dem Kopfzentrum der Prothese bzw. Pfannenmittelpunkt decken (Abb. 5b). Auf diesem Wege wird eine Vorausberechnung der optimalen Pfannen- und Schaftposition möglich. Die so erstellte Planung dient uns als Grundlage für die sich anschließende 3D-Betrachtung in der Navigationsworkstation (Abb. 5c). Abschließend ist sowohl das im Navigationssystem erstellte Planungsbild als auch das postoperative Kontrollbild im MEDICAD-System einzulesen und eine Auswertung des Ergebnisses möglich (Abb. 5d). Im Unterschied zu den Navigationssystemen konnten in die Datenbank dieser vorerst nur zweidimensionalen Planungssoftware die Endoprothesendaten nahezu aller bekannten Prothesenhersteller integriert werden.

Zusammenfassung und Ausblick

Die dargestellten CT-gestützten Navigationssysteme Navitrack und *VectorVision* erlauben in Vorbereitung auf die Operation eine genaue dreidimensionale Planung der Pfannen- und Schaftposition. Während des Eingriffs erhält der Operator durch visuelle Zusatzinformationen eine bessere räumliche Orientierung, ein Feedback seines Handelns und damit die Möglichkeit zur Umsetzung dieser Planung mit nur geringen, tolerierbaren Winkelabweichungen. Die Erfahrungen des Operateurs sind nach wie vor Grundlage für ein gutes Operationsergebnis und werden aber von der Navigation wesentlich unterstützt. So ist beispielsweise die Prothesenauswahl und die präoperativ am virtuellen Bild durchgeführte Operationsplanung immer einer intraoperativen Plausibilitätskontrolle zu unterziehen, die sich nicht nur an der Knochen-, sondern auch an der Weichteilsituation orientiert. In anatomisch schwierigen Grenzfällen ist gegebenenfalls ein Kompromiss, im Idealfall aber die Kombination zwischen einer sicheren und präzisen knöchernen Verankerung, der Refixation eventuell abgelöster Muskelansätze und dem gewünschten Beinlängenausgleich anzustreben.

Qualitätsverbesserungen in der chirurgischen Behandlung sind mit Einführung der Navigation durch Vermeidung von Prothesenfehlpositionen im Einzelfall zu erwarten, Aussagen zu Langzeitresultaten aber keineswegs möglich. Das Entwicklungspotential computergestützter Verfahren im Bereich Gelenkendoprothetik ist noch nicht ausgeschöpft. Weitere Verbesserungen sind insbesondere bei der Planung als auch der eigentlichen Navigation erkennbar. So sollten zusätzliche biomechanische Planungstools wie Bewegungs-, Impingement- oder Belastungsanalysen [2, 3, 12] integriert werden, da sie den Operateur bei seiner „intuitiv" auf Erfahrungen beruhenden, aber keineswegs immer zweifelsfrei optimalen Prothesenpositionswahl unterstützen können.

Der Zeit- und Kostenaufwand als auch die begrenzte Zahl bisher integrierter Prothesensysteme verhindern gegenwärtig eine uneingeschränkte Anwendung, werden aber vermutlich in Zukunft einer weiteren Entwicklung der CAS nicht im Wege stehen. So sind neue, CT-freie Systeme in der Erprobung und werden möglicherweise bei primären Coxarthrosen mit nur gering veränderter Anatomie zum Einsatz kommen. In schwierigen Fällen garantiert ein CT-gestütztes Verfahren immer eine bessere räumliche Orientierung. Der Nachweis einer sinnvollen Relation zwischen Aufwand und Nutzen der Methode muss in Zukunft weiter nachgewiesen werden.

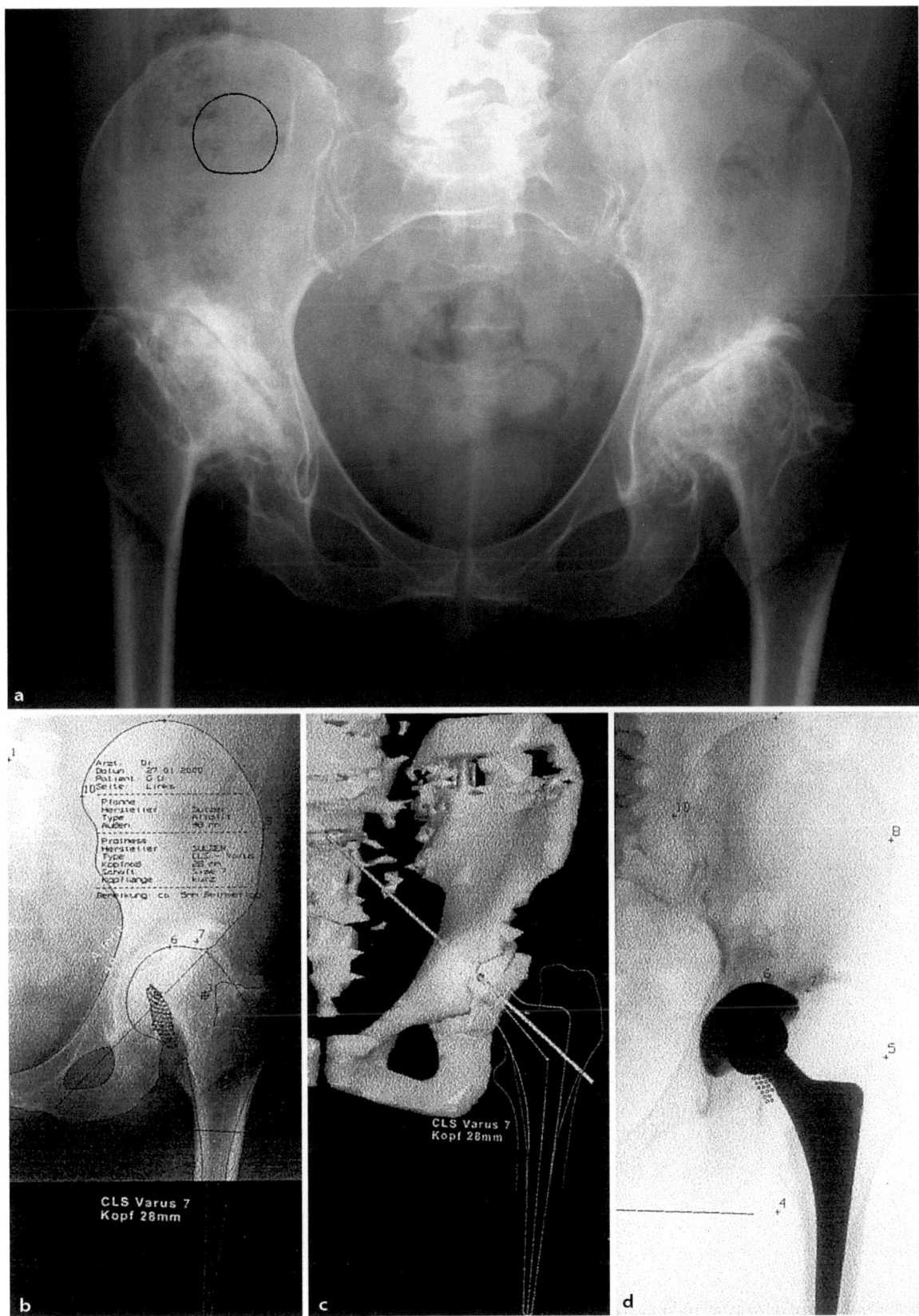

Abb. 5. a Präoperativer Befund Dysplasiecoxarthrose beiderseits, **b** 2D-Planung in Medicad, **c** 3-D-Navitrack-Pfannenplanung, **d** Kontrolle des postoperativen Ergebnisses in Medicad

Literatur

1. Aldinger G, Fischer A, Kurtz B (1983) Computer Assisted Manufacturing of Individual Endoprostheses (Preliminary report). Arch Orthop Traumatol Surg 102:31
2. Babisch J, Layher F, Ritter B, Venbrocks R (2001) Computergestützte biomechanisch fundierte zweidimensionale Operationsplanung hüftchirurgischer Eingriffe. Orthop Praxis 37:29–38
3. Bader B, Willmann G (1999) Keramische Pfannen für Hüftendoprothesen. Teil 6: Pfannendesign, Inklinations- und Antetorsionswinkel beeinflussen Bewegungsumfang und Impingement. Biomed Technik 44:212–219
4. Börner M, Wiesel U (1999) Einsatz computerunterstützter Verfahren in der Unfallchirurgie. Trauma Berufskrankh 1:85–90
5. Dorr LD, Wan Z (1998) Causes of and treatment protocol for instability of total hip replacement. Clin Orthop 355:144–151
6. Hassan DM et al (1998) Accuracy of Intraoperative Assessment of Acetabular Prosthesis Placement. J Arthroplasty 13:80–84
7. Kurth A, Wassum P, Dietz U, Scale D (1997) Dreidimensionale Darstellung der Becken- und Hüftregion am Computer zur präoperativen Planung von orthopädischen Eingriffen und Operationssimulation. Z Orthop 135:120–123
8. Lahmer A, Börner M, Kappus M, Skibbe H (1999) ORTHODOC – ein Planungssystem für das rechnergestützte Operieren und zur Visualisierung von Befunden am Skelettsystem. Trauma Berufskrankh 1:96–103
9. Lewinnek GE, Lewis JL, Tarr R et al (1978) Dislocations after Total Hip-Replacement Arthroplasties. J Bone Joint Surg 60A:217–220
10. Malchau H et al (2000) Prognose der totalen Hüftarthroplastik. 67th Annual Meeting AAOS
11. Nolte LP (1995) Computer-aided fixation of spinal implants. J Imag Guid Surg 1:88–93
12. Robinson RP, Simonian PT, Gradisar IM et al (1997) Joint motion and surface contact area related to component position in total hip arthroplasty. J Bone Joint Surg 79B:140–146

Fluoroskopie-basierte 3D-Navigation am proximalen Femur

R. Burgkart, M. Dötter, M. Roth, A. Schweikard, R. Gradinger

Einleitung

Bei einer Vielzahl der gelenkerhaltenden operativen Eingriffe im Bereich des proximalen Femurs ist entweder das
- exakte Treffen einer anatomisch umschriebenen Läsion oder das
- räumlich präzise Setzen von unterschiedlichsten Osteosynthesematerialien ohne Perforation des angrenzenden Gelenkes bzw. der Schenkelhalskortikalis von entscheidender Bedeutung.

Indikationen in diesem Zusammenhang sind:
- retrograde Anbohrungen kleiner osteonekrotischer Läsionen evtl. kombiniert mit autogenen Spongiosaplastiken,
- minimalinvasive perkutane Tumorbiopsien (z.B. Osteoidosteome im Bereich des proximalen Femurs (Abb. 1)),
- In-situ-Fixationen der Hüftkopfepiphyse bei Epiphysiolysis capitis femoris mit Spickdrähten bzw. Schraubenosteosynthese (Abb. 2),
- Osteosynthesen von Schenkelhalsfrakturen sowie
- das korrekte Einbringen von Winkelplatten bei intertrochantären Umstellungsosteotomien unabhängig von den verschiedenen, jeweils zugrundeliegenden Indikationen.

Die genannten Eingriffe stellen Op-technische Herausforderungen dar, bei denen heutzutage standardmäßig C-Arm-basierte Fluoroskopieeinheiten als wichtigstes Hilfsmittel zum Einsatz kommen. Dabei gewährleistet der Röntgen-Bildverstärker (BV) eine jederzeit verfügbare Positionskontrolle sowohl der knöchernen Strukturen als auch des chirurgischen Instrumentes bzw. Implantates in Echtzeit. Nachteilig ist allerdings die Röntgenbelastung sowohl für den Patienten als auch das Operationsteam und die Tatsache, dass es sich ausschließlich um eine zweidimensionale Bildgebungstechnik handelt, die in einem einzelnen Bild keine Tiefeninformationen zur Verfügung stellt. Zwar kann man dieses Problem minimieren durch die Anfertigung mehrerer Röntgenbilder aus verschiedenen Aufnahmerichtungen, allerdings lässt sich dadurch das bekannte Problem des „toten Winkels" nicht sicher vermeiden.

Um dieses Problem mit Hilfe moderner Navigationstechnik zu umgehen wurden bisher dreidimensionale CT-Bilddatensätze präoperativ erstellt, und dienten nach entsprechend aufwendigen intraoperativen Registrierungsverfahren als Navigationsgrundlage. Neben den deutlich erhöhten Kosten und den zusätzlichen logistischen Problemen ist dabei vor allem die erhebliche Strahlenbelastung durch die Computertomographie sowie die deutliche Veränderung des operativen Ablaufes aufgrund des nötigen Matchingprozesses von Nachteil, der sowohl zeitaufwendig ist als auch eine in der Regel relativ großflächige Knochenexposition nötig macht.

Um gerade diese aufgeführten Nachteile zu vermeiden und somit ein navigiertes Verfahren anzubieten, das keine zusätzlichen präoperativen Maßnahmen erfordert, das bewährte Op-Verfahren unverändert lässt und gleichzeitig den Zugang minimalisiert, war das Ziel unserer Arbeitsgruppe, ein System zu entwickeln, dass auf der Basis von jeweils zweidimensionalen Fluoroskopiebildern dem Operateur dreidimensionale Objektdaten des Knochens mit 3D-visualisierten Instrumenten bzw. Implantaten zur Verfügung stellt.

Neben der konzeptionellen Beschreibung des Navigationssystems soll die vorliegende Arbeit die ersten Ergebnisse der In-vitro-Evaluation des entwickelten Navigationssystems bezüglich Praktikabilität und Präzision an humanen Femura darstellen. Dabei ist das hier angewandte Verfahren (Burgkart 2001) zu unterscheiden von bisherigen fluoroskopiebasierten Navigationsverfahren, die ausschließlich in den erstellten Fluoro-

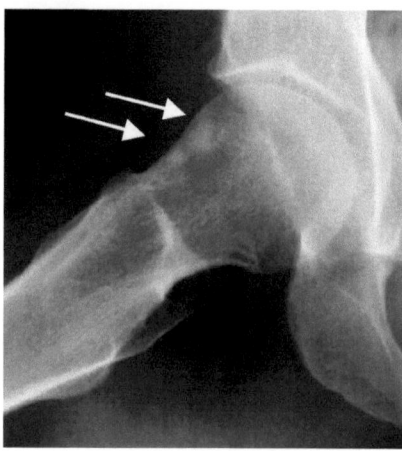

Abb. 1. Zwei dicht beieinander liegende Osteoidosteome ventral am Übergang des Hüftkopfes zum Schenkelhals eines rechten proximalen Femurs

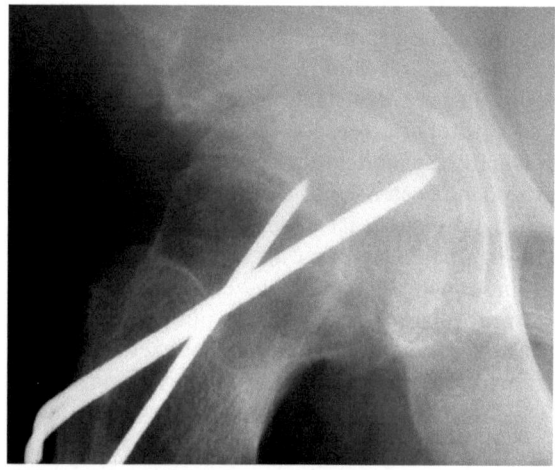

Abb. 2. In-situ-Fixation einer Hüftkopfepiphyse mit drei K-Drähten bei Epiphysiolysis capitis femoris. Die Abbildung zeigt eine wichtige Komplikationsmöglichkeit des herkömmlichen C-Bogen-kontrollierten operativen Vorgehens („toter Winkel") mit Perforation eines K-Drahtes ins Gelenk und dem potentiellen Risiko einer iatrogenen Chondrolyse mit konsekutiver Gelenkzerstörung

skopiebildern jeweils projiziert die Instrumente bzw. Implantate visualisieren (Hofstetter 1999, 2000; Suhm 2000; Slomczykowski 2001; Foley 2001) und keine errechneten dreidimensionalen Objekte ermöglichen. Ähnliche geometriebasierte, dreidimensionale Ansätze wurden zeitgleich im Bereich des proximalen Femurs (Zimolong 2001) und bei der Frakturversorgung an langen Röhrenknochen (Grützner 2001; Messmer 2001) vorgestellt.

Material und Methoden

Das Navigationssystem besteht aus einem handelsüblichen C-Bogen-basierten Röntgen-Bildverstärker (BV) (BV 25, Philips, Hamburg, Germany), an dessen Röntgendetektor ein Kalibrationskörper fixiert ist (Abb. 3). Die verschiedenen Ursachen für Bildverzerrungen der entstehenden Röntgenbilder wie C-Bogenverbiegung, Erdmagnetfeldeinflüsse etc. werden mit Hilfe verschiedener Verfahren eliminiert und ein entsprechendes kalibriertes, entzerrtes Röntgenbild erstellt. Die genauen Einzelheiten des Verfahrens sind früheren Publikationen der Arbeitsgruppe zu entnehmen (Brack 1999; Roth 1999). Der C-Bogen ist mit dem Kontrollcomputer (Silicon Graphics Indy Workstation) über die Videoschnittstelle des BV verbunden.

Ein infrarotbasiertes Trackingsystem (Pixsys 3000 Flashpoint) ist ebenfalls mit dem Kontrollcomputer verbunden und sorgt für die dreidimensionale Lagebestimmung des BV, des Referenzmarkers, der fixiert ist am zu operierenden Femur, und des navigierten Werkzeuges (Abb. 3).

Der intraoperative Arbeitsablauf bei Operationen am proximalen Femur ist wie folgt: als erster Schritt erfolgt die rigide Fixation eines Referenzmarkers am Femur. Dies kann perkutan durch Setzen einer Schanzschraube vorgenommen werden. Nun werden 2 Fluoroskopieaufnahmen am besten annäherungsweise ap und axial erstellt. In beiden Röntgenbildern werden jeweils drei Punkte auf der Hüftkopfoberfläche interaktiv durch den Operateur festgelegt und rechnerunterstützt entsprechend 2 Kreise visualisiert. Da es sich – abgesehen von krankheitsbedingten Deformationen – beim Hüftkopf um einen nahezu sphärischen Körper handelt, kann nun rechnergestützt aus der Lageinformation der beiden erstellten Röntgenbilder ein virtuelles 3 D-Bild in Form einer Kugel konstruiert werden (Abb. 4). Um sozusagen die Schlüssellochgeometrie des retrograden Zugangsweges zum Hüftkopf darzustellen, werden außerdem durch den Operateur jeweils die kraniale und kaudale bzw. anteriore und posteriore Kortikalisbegrenzung des Schenkelhalsisthmus in den beiden Fluoroskopieaufnahmen festgelegt. Daraus wird – rechnergestützt – eine Orientierungshilfe im Sinne einer grob angenäherten Visualisierung des Schenkelhalsisthmus als approximierte Ellipse dem Operateur zur Verfü-

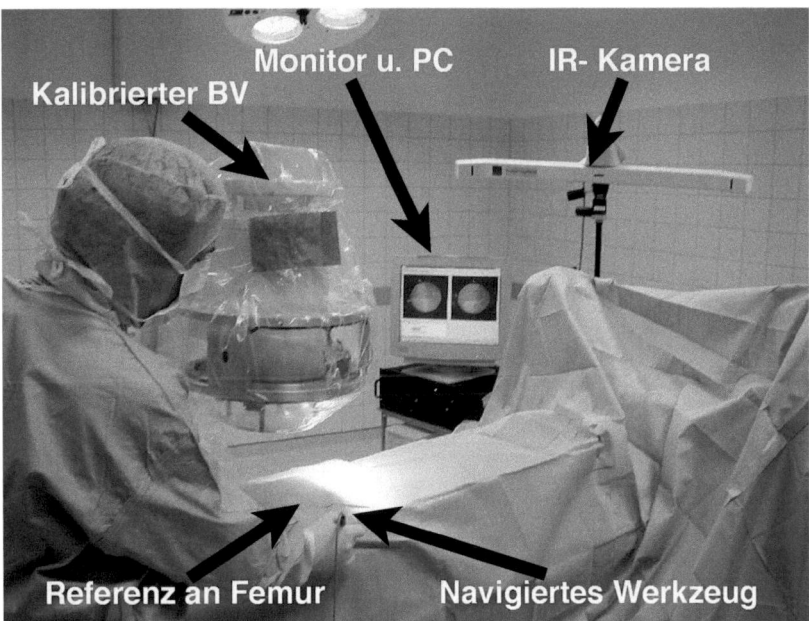

Abb. 3. Infrarotbasiertes Navigationssystem bestehend aus Röntgenbildverstärker mit fixierter Kalibrationseinheit, Kontrollcomputer mit Monitor, Infrarotkamera, Referenzmarker fixiert am zu operierenden Objekt und navigiertes Werkzeug

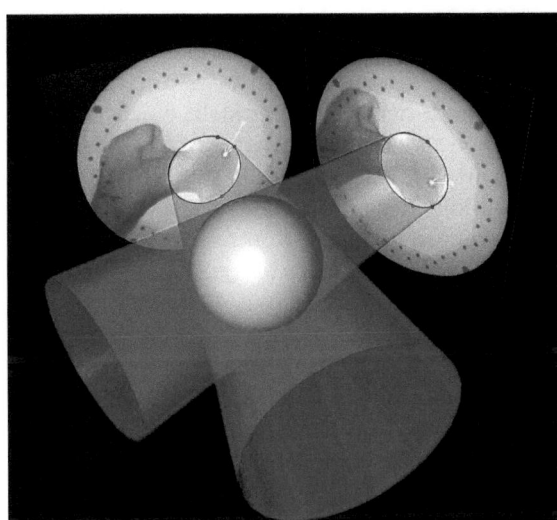

Abb. 4. Rechnergestütze Konstruktion einer dreidimensionalen virtuellen Kugel, die die Hüftkopfoberfläche umgibt, aus zwei kalibrierten intraoperativen Bildverstärkeraufnahmen

gung gestellt. Nach dieser kurzen Vorbereitung ohne die zeitaufwendige manuelle Oberflächenregistrierung wie bei CT-Datensätzen wird nun das jeweilige navigierte Instrument sowohl als Projektion in beiden Fluoroskopiebildern am Monitor angezeigt als auch das virtuelle 3D-Bild des Hüftkopfes im Sinne einer Kugel mit zusätzlicher räumlicher Darstellung des engsten knöchernen Zugangsweges im Sinne des Schenkelhalsisthmus für retrograde operative Verfahren visualisiert. In diesem virtuellen dreidimensionalen Bild wird außerdem das navigierte Werkzeug dreidimensional für den Operateur dargestellt.

Zur In-vitro-Evaluation des entwickelten Navigationssystems bezüglich Praktikabilität und Präzision wurden an sieben humanen proximalen Femura unter simulierten Op-Bedingungen die geschilderte dreidimensionale Rekonstruktion der Hüftkopfoberfläche mit kalibrierten Bildwandleraufnahmen vorgenommen. Zur Simulation des operativen Vorgehens bei der In-situ-Fixation der Hüftkopfepiphyse bei der Epiphysiolysis capitis femoris wurden nun experimentell je Femur 3 K-Drähte mit einem Durchmesser von 2,5 mm navigiert eingebracht. Zielvorgabe war, dass die K-Drahtspitze 3 mm von der knöchernen Hüftkopfoberfläche entfernt positioniert werden sollte. Bei der Navigation der K-Drähte wurde dem Operateur jeweils die aktuelle Distanz der K-Draht-Spitze von einer zweiten nicht visualisierten Kugel, die einen 3 mm kleineren Radius als die dargestellte Hüftkopfkugel hatte, auf dem Bildschirm zahlenmäßig angezeigt.

Für die anschließende Auswertung wurden neben der makroskopischen Beurteilung die K-Drahtspitzen mit Hilfe einer speziell entwickelten Bohrlehre freigelegt und der Abstand der K-Drahtspitzen zur knöchernen Hüftkopfoberfläche vermessen.

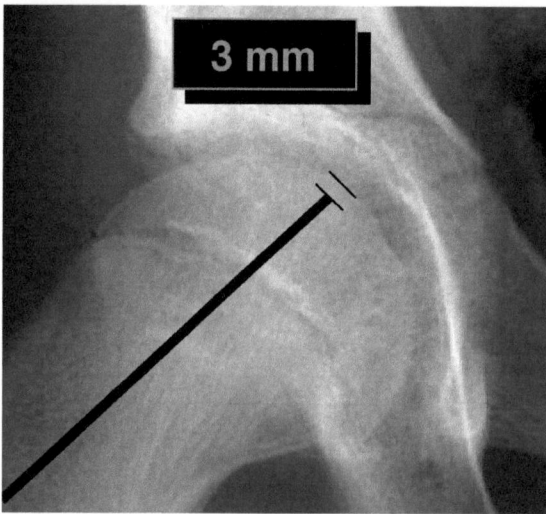

Abb. 5. Schematische Darstellung der Zielvorgabe der K-Drahtspitze 3 mm unter der knöchernen Hüftkopfoberfläche

Ergebnisse

Makroskopisch zeigte sich keine Perforation im Bereich des Hüftkopfes oder des Schenkelhalses. Dies bestätigte sich auch bei der Freilegung der K-Drahtspitzen (n=21). Bei der Vermessung ergab sich eine mittlere Abweichung von der Zielvorgabe (Abb. 5) von 1,16 mm mit einer Standardabweichung von ±0,78 mm. Als Range ergaben sich Werte von 0–2,6 mm. Bei dem letzten Wert mit der höchsten Abweichung handelte es sich um eine K-Drahtspitze, die 5,6 mm von der Hüftkopfoberfläche entfernt positioniert wurde und entsprechend der Sollvorgabe um 2,6 mm zu wenig weit gegenüber der Hüftkopfoberfläche eingebracht worden war.

Bei dem In-vitro-Versuch unter simulierten Op-Bedingungen zeigte sich die dargestellte Op-Technik als sehr praktikabel. Dabei kam es zu einem geringen zeitlichen Mehraufwand in der Vorbereitungsphase durch Setzen der Femurreferenz und Festlegen der Knochenoberflächenpunkte. Im weiteren Operationsablauf ergab sich aber eine deutliche Zeitersparnis, da keine weiteren Bildwandleraufnahmen vorgenommen werden mussten.

Schlussfolgerungen

Das hier dargestellte, neuartige Konzept einer computerassistierten 3D-Navigation auf der Basis zweidimensionaler Fluoroskopiebilder am proximalen Femur erwies sich in dem durchgeführten In-vitro-Test unter simulierten Op-Bedingungen als sehr praktikabel. Bei der Evaluation der mittleren Zielabweichung der K-Drahtspitzen von 1,16 mm bei gleichzeitig geringer Standardabweichung zeigte das Verfahren darüber hinaus eine ausgezeichnete Präzision. Entsprechend kam es bei der simulierten In-situ-Fixation der Hüftkopfepiphyse zu keiner der klinisch relevanten Komplikationen i.S. einer Perforation der Hüftkopfgelenkfläche (Abb. 2) oder der Schenkelhalskortikalis.

In diesem Zusammenhang kommt der entscheidende Vorteil des entwickelten Navigationssystems zum Tragen durch Elimination des bekannten Problems des „toten Winkels" zweidimensionaler Aufnahmen von dreidimensionalen Objekten. Das dazu notwendige interaktive Festlegen weniger Knochenoberflächenpunkte auf zwei Fluoroskopiebildern des proximalen Femurs durch den Operateur stellt einen geringen zeitlichen Mehraufwand dar, der schließlich durch die im Anschluss vollständig röntgenfreie Navigation der Implantate ohne wiederholte, multiplanare C-Bogen-Kontrollen zu einer erheblichen Zeitersparnis führen kann. Gleichzeitig kommt es durch dieses Vorgehen zu einer deutlichen Reduktion der Strahlenbelastung des Patienten und des Op-Teams. Ein weiterer Vorteil besteht darin, dass apparativ bildgebend nur ein ohnehin in der Regel vorhandener Bildwandler einzusetzen ist und auf präoperative CT's mit entsprechender Strahlenbelastung, logistischem Aufwand und Kosten vollständig verzichtet werden kann. Und schließlich ermöglicht das vorgestellte Verfahren nach perkutaner Fixation eines Referenzmarkers und berührungsfreier C-Bogen-Registrierung das exakte perkutane, minimalinvasive Einbringen von Implantaten oder andere chirurgische Eingriffe wie Biopsien etc. über kleinste Stichinzisionen und gleichzeitiger dreidimensionaler Visualisierung der Knochengrenzen des Hüftkopfes in der Tiefe.

Zusammenfassend bestehen die Hauptvorteile des entwickelten bildwandlergestützten dreidimensionalen Navigationssystems in
- einer potentiellen Reduktion der Strahlenbelastung,
- einer Verbesserung der operativen Präzision und Sicherheit ohne vermehrten Zeitaufwand,
- einer Beibehaltung der bewährten OP-Abläufe und
- neuer Möglichkeiten minimalinvasiver Zugangswege und Verfahren.

Literatur

Brack C, Burgkart R, Czopf A, Götte H, Roth M, Radig B, Schweikard A (1999) Radiological Navigation in Orthopaedic Surgery. In: Jerosch J, Nicol K, Peikenkamp K (eds) Rechnergestützte Verfahren in Orthopädie und Unfallchirurgie. Steinkopff, Darmstadt, S 452–460

Burgkart R, Dötter M, Roth M, Schweikard A (2001) CT-less three-dimensional fluoroscopic navigation for femoral head surgery. Proceedings of the International Society for Computer Assisted Orthopaedic Surgery, Davos, 7–10 Feb 2001, S 50

Foley KT, Simon DA, Rampersaud YR (2001) Virtual fluoroscopy: computer-assisted fluoroscopic navigation. Spine 15, 26(4):347–351

Grützner PA, Vock B, Kowal J, Nolte LP, Wentzensen (2001) Computer aided reduction and fixation of long bone fractures. Proceedings of the International Society for Computer Assisted Orthopaedic Surgery, Davos, 7–10 Feb 2001, S 126

Hofstetter R, Slomczykowski M, Sati M, Nolte LP (1999) Fluoroscopy as an imaging means for computer-assisted surgical navigation. Comput Aided Surg 4(2):65–76

Hofstetter R, Slomczykowski M, Krettek C, Koppen G, Sati M, Nolte LP (2000) Computer-assisted fluoroscopy-based reduction of femoral fractures and antetorsion correction. Comput Aided Surg 5(5):311–325

Messmer P, Long G, Suhm N, Regazzoni P, Jacob AL (2001) Volumetric model determination of the tibia based on 2D radiographs using a 2D/3D database. Comput Aided Surg 6(4):183–194

Roth M, Brack C, Burgkart R, Czopf A, Götte H, Schweikard A (1999) Multi-view contourless registration of bone structures using a single calibrated X-ray fluoroscope. In: Lemke HU, Vannier MW, Inamura K, Farman AG (eds) Computer Assisted Radiology and Surgery. Elsevier, Amsterdam, pp 756–761

Slomczykowski MA, Hofstetter R, Sati M, Krettek C, Nolte LP (2001) Novel computer-assisted fluoroscopy system for intraoperative guidance: feasibility study for distal locking of femoral nails. J Orthop Trauma 15(2):122–131

Suhm N, Jacob AL, Nolte LP, Regazzoni P, Messmer P (2000) Surgical navigation based on fluoroscopy-clinical application for computer-assisted distal locking of intramedullary implants. Comput Aided Surg 5(6):391–400

Zimolong A, Friedrichs D, Portheine F, Radermacher K, Traub F, Staudte HW (2001) Fluoroscopic image based planning for femoral neck surgery. Proceedings of the International Society for Computer Assisted Orthopaedic Surgery, Davos, 7–10 Feb 2001, S 85

Movement Mapping (MM) als dynamische Operationsplanung von Hüftendoprothesen – Eine Voraussetzung zur Navigation?

J. Jerosch, A. Weipert, St. Hanusek

Einleitung

Mit der zunehmenden alloarthroplastischen Versorgung auch jüngerer Coxarthrosepatienten sowie der Verwendung neuer Gleitpaarungen wie der Keramik-Keramik-Paarung gewinnt der Faktor „postoperatives freies Bewegungsausmaß" zunehmend an Gewichtung. Anders als beim senilen Coxarthrotiker ist das nach der Endoprothesenimplantation zur Verfügung stehende freie Bewegungsausmaß für den jungen Patienten von gewichtigem Interesse. Mit der Keramik-Gleitpaarung ist der Kantenbelastung besondere Beachtung zu schenken, so dass hier eine exaktere Implantation notwendig ist. Auch bei den übrigen Hüftendoprothesen stellt die Dislokation neben der Infektion eine der postoperativen Hauptkomplikationen dar. Verzögerte Mobilisation, verlängerte Rehabilitationszeit oder, falls rezidivierend, sogar Revisionseingriffe sind die Folge (Daly/Morrey 1992). Dabei treten nicht unerhebliche Belastungen sowohl für den Patient als auch für den behandelnden Arzt auf (Bruce et al. 2000). Die Prävalenz der Gelenkinstabilität beträgt in neueren Studien 1,5–4% aller hüftendoprothetischen Erstversorgungen (Li et al. 1999; Yuan et al. 1999), wobei diese Zahl bei Revisionseingriffen auf bis zu 26% ansteigen kann (Fraser/Worblewski 1981; Kavanagh 1987; Kavanagh/Fitzgerald 1985) und somit erhebliche sozioökonomische und psychologische Konsequenzen haben kann. Die Patienten haben darüber hinaus eine behindernde Einschränkung der Lebensqualität und leben in einer steten Angst und in Erwartung der nächsten Luxation (Chandler et al. 1982; Gächter 1989).

Nicht immer ist jedoch ein technisch-operativer Fehler oder ein Fehlverhalten des Patienten als kausale Ursache einer Hüftluxation heranzuziehen (Daly/Morrey 1992). Die rezidivierende Gelenksluxation nach Alloarthroplastik kann durchaus auch andere Ursachen haben, so dass zur erfolgreichen Behandlung zunächst die zugrundeliegende Pathologie isoliert werden muss, damit ein geeignetes Behandlungsverfahren ausgewählt werden kann. In vielen Fällen ist die Orientierung der Komponenten jedoch die Ursache einer Instabilität.

Neben der Orientierung der Prothesenkomponenten ist auch die Geometrie der Prothese selber entscheidend für das freie Bewegungsausmaß. So ist die Kopfgröße der Prothese insofern von Relevanz für die Entstehung einer Luxation, als die Relation des Kopfes im Vergleich zum Hals der Prothese entscheidend ist. Je größer der Kopf ist, desto größer ist die Bewegungsfreiheit des Gelenks, ohne das der Prothesenhals gegen den Pfannenrand schlägt, wohingegen kleinere Kopfdesigns aufgrund eines Prothesen-Impingements eher zu Luxationen neigen (Kelley et al. 1998; McCollum/Gray 1990).

Ziel der vorliegenden Studie war die Darstellung des Einflusses der Prothesenpositionierung auf das zur Verfügung stehende Bewegungsausmaß (Prothesenimpingement).

Material und Methoden

Mit Hilfe einer Computersimulation wurde das Bewegungsausmaß (Movement Mapping = MM) eines Hüftgelenkes nach Versorgung mit einer konventionellen Endoprothese dargestellt (Abb. 1). Konstante Größen stellten bei dieser Analyse lediglich die Kopflänge (Länge M) sowie den Kopfdurchmesser (28 mm) dar. Die übrigen geometrischen Parameter waren variabel gehalten.

Für die Inklination der Pfanne wurde ein Bereich von 35°–55° simuliert. Die Pfannenanteversion wurde von -10°–+20° simuliert. Am Schaft wurde der CCD-Winkel zwischen 115° und 145° und die Antetorsion zwischen -5° und +45° simuliert.

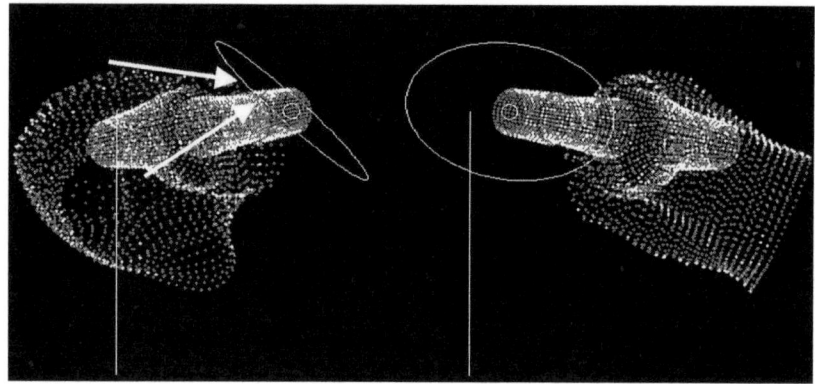

Abb. 1. Simulation des Bewegungsausmaßes bei einliegender Endoprothese; rote Pfeile markieren Kontaktstellen mit der Hüftpfanne

Das mögliche Bewegungsausmaß des Oberschenkels wurde in den folgenden Bereichen analysiert:
- Flexion: 0°–110°
- Innen-/Außenrotation: 60°–0°–60°
- Ab-/Adduktion: 60°–0°–60°.

Bei dem Rechenverfahren handelt es sich um eine sequentielle Kollisionsbetrachtung unter Berücksichtigung der entsprechenden ROI. Diese ergibt sich aus den Vorgaben des Operateurs bzw. dem physiologischen Bewegungsbereich des Patienten.

Die Entwicklungsumgebung für das Rechnerprogramm war Borland C++. Die Grundlage für die Verarbeitung der individuellen Patientendaten ist ein von Orthopaedic Services (Mainhausen) entwickeltes Programm zur Konstruktion anatomisch adaptierter Endoprothesen. Es handelt sich hierbei um ein nicht kommerzielles Programm. Die Plattform für das Gesamtprogramm ist aus (historischen) Entwicklungsgründen MS-DOS, wobei das Programm als Task auch unter Windows 95/98, ME, NT und 2000 lauffähig ist. Für ein zeitgemäßes Arbeiten ist die Systemvoraussetzung ein Pentium 1. Die Rechenzeiten für die Simulation eines Datensatzes sind je nach Taktfrequenz ca. 5 min bei 1,2 GHz bis zu 4 Stunden bei 75 MHz-Rechnern. Das System hat eine offene Datenschnittstelle für die Weiterverarbeitung der Impingementdaten mit handelsüblichen Tabellenkalkulationen (EXCEL) zur Darstellung und Auswertung.

Ergebnisse

Die Ergebnisse zeigen, dass mit der vorgestellten virtuellen Rechnersimulation ein praktikables Modell erarbeitet werden konnte. Die Er-

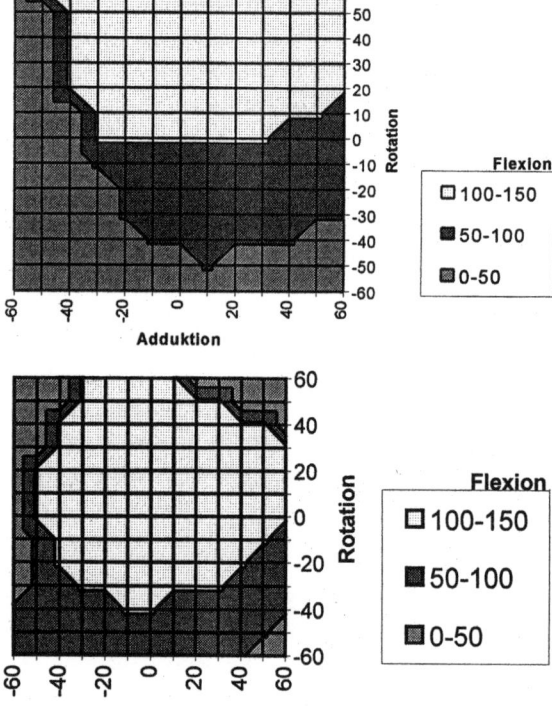

Abb. 2. Movement Mapping (MM) mit einem Schaft-CCD-Winkel von 115° und einer Antetorsion des Schaftes von –5°. Bewegungsausmaß bei einer Pfanneneinstellung mit –10° Anteversion und 35° Inklination (*oben*) und bei einer Pfannenanteversion von 20° und Inklination von 55° (*unten*)

gebnisse sind plausibel und entsprechen der klinischen Erfahrung.

Im folgenden sind einige Beispiele des Movement Mappings (MM) dargestellt.
- Es zeigt sich beispielsweise bei einer Simulation mit einem Schaft-CCD-Winkel von 115° und einer Antetorsion des Schaftes von –5°, dass das Bewegungsausmaß bei einer Pfanneneinstellung mit –10° Anteversion und 35° Inklination (oben) deutlich geringer ist als

bei einer Pfannenanteversion von 20° und Inklination von 55° (unten) (Abb. 2).

■ Bei einem Schaft mit einem CCD-Winkel von 155° und einer Antetorsion von 45° verschiebt sich das freie Bewegungsausmaß deutlich. Dies gilt sowohl für eine Pfannenanteversion von –10° mit einer Inklination von 35° (oben) als auch für eine Anteversion von 20° und einer Inklination von 55° (unten) (Abb. 3).

■ Die Berechnung des Schaftantetorsionseinflusses unabhängig von den übrigen Parametern zeigt ein Bewegungsoptimum zwischen 20° und 30° (Abb. 4).

■ Die Berechnung des Einflusses des CCD-Winkels unabhängig von den übrigen Parametern zeigt ein Bewegungsoptimum zwischen 120° und 130° (Abb. 5).

■ Die Berechnung des Einflusses der Pfannenanteversion unabhängig von den übrigen Parametern zeigt ein Bewegungsoptimum zwischen 10° und 20° (Abb. 6).

■ Die Analyse der Pfanneninklination zeigt ein abnehmendes Bewegungsausmaß bei zunehmender Inklination (Abb. 7).

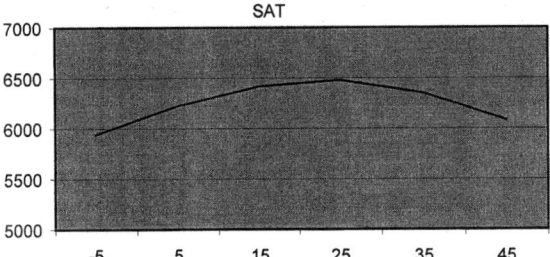

Abb. 4. Berechnung des Schaftantetorsionseinflusses unabhängig von den übrigen Parametern

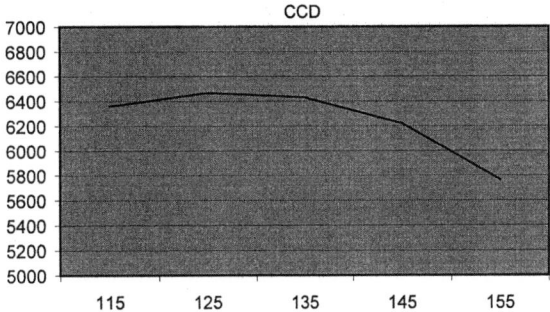

Abb. 5. Die Berechnung des Einflusses des CCD-Winkels unabhängig von den übrigen Parametern

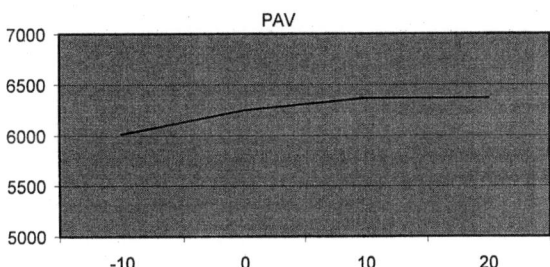

Abb. 6. Berechnung des Einflusses der Pfannenanteversion unabhängig von den übrigen Parametern

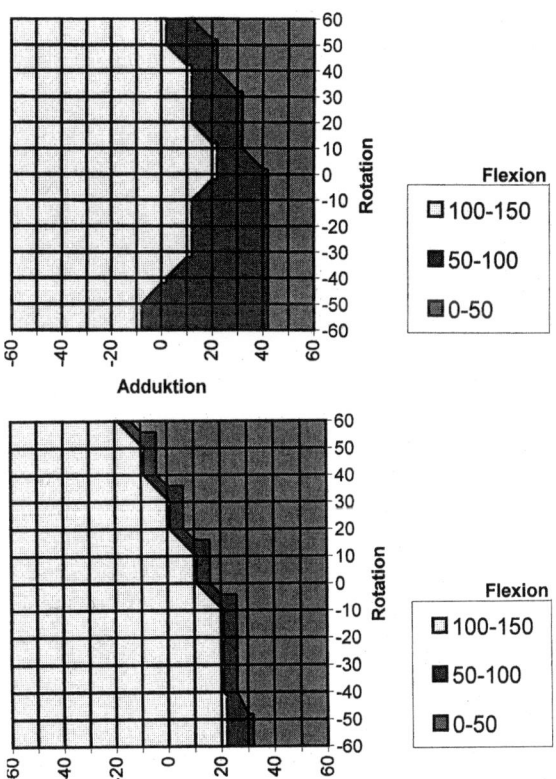

Abb. 3. Movement Mapping (MM) mit einem Schaft-CCD-Winkel von 155° und einer Antetorsion von 45°. Pfannenanteversion von –10° mit einer Inklination von 35° (*oben*) und Anteversion von 20° und Inklination von 55° (*unten*)

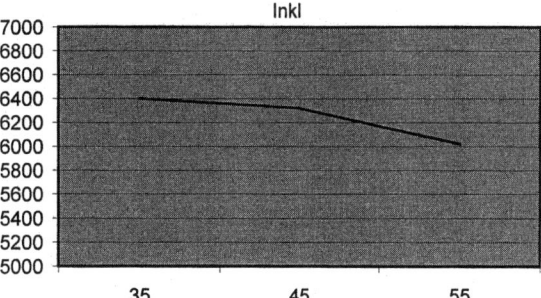

Abb. 7. Die Berechnung des Einflusses der Pfanneninklination unabhängig von den übrigen Parametern

Diskussion

Besondere klinische Relevanz für Patienten mit alloarthroplastischem Hüftgelenkersatz hat das kontaktfreie Bewegungsausmaß.

Die theoretischen Winkelfreiheiten für Bewegungen der Endoprothesenkomponenten in zwei senkrecht zueinander stehenden Ebenen wurde für semizirkuläre Pfannen mit 110° angegeben (Heimke/Griss 1981). Diese Berechnungen lassen jedoch nur bedingt Rückschlüsse auf die komplizierten Achsenverhältnisse in situ zu. Bei voller oder gering eingeschränkter Beweglichkeit ist davon auszugehen, dass der Prothesenhals am Pfannenrand anschlägt. Diese Anschlagphänomene sind aus mehreren Gründen als Lockerungsfaktoren anzusehen. Zum einen finden die Anschläge innerhalb des Kunstgelenkes, d.h. ohne jeglichen ligamentären oder muskulären Schutz statt, zum anderen werden die Pfannen tangential zu ihrer Sphärizität beansprucht. Das trifft insbesondere die an sich biomechanisch günstigeren sphärischen Pfannen an ihrer schwächsten Stelle. Drittens handelt es sich bei einer Resultierenden, die auch bei alltäglichen Belastungen in der Größenordnung von 300 kp liegt, um erhebliche Kräfte (Fröhling/Starker 1995). Diese Problematik der Frühlockerung sowie Luxationsneigung aufgrund der Implantatpositionierung wurde in der Literatur zunehmend erkannt (Dorr et al. 1983; Fackler/Poss 1980; Garcia-Cimbrelo/Munuera 1992; Khan et al. 1981; Kristiansen et al. 1985; Nolan et al. 1975; Woo/Morrey 1982). Von 95 Patienten mit instabiler Hüftalloarthroplastik konnten Daly und Morrey (1992) in 45 Patienten eine ungünstige Positionierung der Prothesenkomponenten als Ursache aufdecken.

Auf das ganz entscheidende Zusammenspiel von Pfannen- und Schaftimplantatstellung sowie Halslänge und Kopfdurchmesser weisen Gondi et al. (1997) in einer biomechanischen Untersuchung sowie Seki et al. (1998) in einer virtuellen Rechneranalyse hin. Zur Vermeidung dieser Fehlschläge durch Pfannenimpingement sowie zur Verbesserung des Prothesenbewegungsausmaßes werden zunehmend computerassistierte intraoperative Systeme evaluiert (Jaramaz et al. 1998). Hiermit können systembedingte Genauigkeiten von 0,2 mm und 0,2° erreicht werden. Bedingt durch operationstechnische Rahmenbedingungen dürften diese Werte im Operationsalltag wahrscheinlich nicht realistisch sein, dennoch ist zu erwarten, dass die Genauigkeit der Pfannen- und Schaftplatzierung deutlich zunehmen wird.

Bei der hohen Präzision, die mit modernen Navigationssystemen zu erreichen ist, verbleibt jedoch die offene Frage, welche Position von uns gewünscht wird. Hierzu gibt es allgemeine Empfehlungen in der Literatur.

Tolerable Werte für die Pfanneninklination sind dabei 40±5 Grad und für die Anteversion der Pfanne 5–25 Grad. Bei einer Bewertung der Pfanneneingangsebene ist der Leistungsanspruch des Patienten sowie seine Belastungssituation mit in Betracht zu ziehen. Je größer der Anteil sitzender Tätigkeit ist, desto größer sollte auch die Anteversion der Pfanne gewählt werden, um eine posteriore Instabilität zu verhindern. Die Anteversion des Schaftes sollte zwischen 5 und 15 Grad liegen, der Kopfdurchmesser doppelt so groß sein, wie der Halsdurchmesser der Prothese (Bartz et al. 2000; Pierchon et al. 1994). Je größer der implantierte Kopf ist, desto kleiner wird das Risiko einer Luxation (Hedlundh et al. 1996).

Die in der Literatur vorliegenden Empfehlungen stellen jedoch immer nur statistische Mittelwerte dar, die in Abhängigkeit von den individuellen Gegebenheiten des Patienten und des Implantates modifiziert werden müssen.

An dieser Stelle kann das vorgestellte System in Zukunft eingreifen. Unter Berücksichtigung der individuellen Parameter kann die für den jeweiligen Patienten optimale Komponentenpositionierung berechnet werden. Diese Daten dienen dann als Vorgabe für Navigationssysteme. Erst diese Kombination macht u.E. die hohe Präzision der rechnergestützten Implantationshilfen in der Hüftendoprothetik sinnvoll, so dass nicht allein aufgrund der langjährigen Erfahrung des Operateurs sondern unter Zuhilfenahme objektiver Daten die Zielgrößen für die Navigation determiniert werden können.

Anders als mit den bisher vorliegenden rein statischen Planungssystemen, die lediglich auf die Passform der Prothesenkomponenten abzielen, steht mit dem hier vorgestellten Movement Mapping (MM) nunmehr auch eine dynamische Operationsplanung zur Verfügung.

Literatur

Bartz RL, Nobel PC, Kadakia NR, Tullos HS (2000) The effect of femoral component head size on posterior dislocation of the artificial hip joint. J Bone Joint Surg 82-A:1300–1307

Bruce WJ, Rizkallah SM, Kwon YM, Goldberg JA, Walsh WR (2000) A new technique of subtrochanteric shortening in total hiparthroplasty: surgical technique and results of 9 cases. J Arthroplasty 15:617–626

Chandler RW, Dorr LD, Perry J (1982) The functional cost of dislocation following total hip arthroplasty. Clin Orthop 168:168–172

Daly PJ, Morrey BF (1992) Operative correction of an unstable total hip arthroplasty. J Bone Joint Surg 74-A:1334–1343

Dorr LD, Wolf AW, Chandler R, Conaty JP (1983) Classification and treatment of dislocations of total hip arthroplasty. Clin Orthop 173:151–158

Fackler CD, Poss R (1980) Dislocation in total hip arthroplasties. Clin Orthop 151:169–178

Fraser GA, Wroblewski BM (1981) Revision of the Charnley low-friction arthroplasty for recurrent or irreducible dislocation. J Bone Joint Surg 63-B:552–555

Fröhling M, Starker M (1995) Die Kinematik der Hüftalloarthroplastik – eine Computersimulation. In: Nieder E, Kerschbaumer F (Hrsg) Die Hüftendoprothese in komplizierten Fällen. Thieme, Stuttgart, pp 13–19

Gachter A (1989) Recurrent dislocation of the hip prosthesis. Orthopäde 18:533–539

Garcia-Cimbrelo E, Munuera L (1992) Dislocation in low friction arthroplasty. J Arthroplasty 7:149–155

Gondi G, Robertson JR, Ganey TM, Shahriari A, Hutton WC (1997) Impingement after total hip arthroplasty related to prosthetic component selection and range of motion. J South Orthop Assoc 6:266–272

Hedlundh U, Ahnfelt L, Hybbinette CH, Wallinder L, Weckstrom J, Fredin H (1996) Dislocations and the femoral head size in primary total hip arthroplasty. Clin Orthop 333:226–233

Heimke G, Griss P (1981) Five years experience with ceramic-metal-composite hip endoprosthesis. Mechanical evaluations and improvements. Arch Orthop Traumatol Surg 98:165–171

Jaramaz B, DiGioia AM 3rd, Blackwell M, Nikou C (1998) Computer assisted measurement of cup placement in total hip replacement. Clin Orthop 354:70–81

Khan MAA, Brakenbury PH, Reynolds ISR (1981) Dislocation following total hip replacement. J Bone Joint Surg 63-B:214–218

Kelley SS, Lachiewicz PF, Hickman JM, Paterno SM (1998) Relationship of femoral head and acetabular size to the prevalence of dislocation. Clin Orthop 355:163–170

Kristiansen B, Jorgensen L, Holmich P (1985) Dislocation following total hip arthroplasty. Arch Orthop Trauma Surg 103:375–377

Li E, Meding JB, Ritter MA, Keating EM, Faris PM, Wicart P, Barthas J, Guillaumat M (1999) The natural history of a posteriorly dislocated total hip replacement. J Arthroplasty 14:964–968

McCollum DE, Gray WJ (1990) Dislocation after total hip arthroplasty. Causes and prevention. Clin Orthop 261:159–170

Nolan DR, Fitzgerald RH, Beckenbaugh RD, Coventry MB (1975) Complications of total hip arthroplasty treated by reoperation. J Bone Joint Surg 57-A:977–981

Pierchon F, Pasquier G, Cotten A, Fontaine C, Clarisse J, Duquennoy A (1994) Causes of dislocation of total hip arthroplasty. CT study of component alignment. J Bone Joint Surg 76-B:45–48

Seki M, Yuasa N, Ohkuni K (1998) Analysis of optimal range of socket orientations in total hip arthroplasty with use of computer-aided design simulation. J Orthop Res 16:513–517

Woo RYG, Morrey BF (1982) Dislocations after total hip arthroplasty. J Bone Joint Surg 64-A:1295–1306

Yuan L, Shih C, Blanco J, Tapia Casado L, Ramos Galea R, Leon Vasquez F (1999) Dislocation after total hip arthroplasty. Arch Orthop Trauma Surg 119:263–266

Range of Motion von Hüftendoprothesen – Leitlinien zu Implantatdesign und -positionierung

R. Bader, E. Steinhauser, G. Willmann, W. Mittelmeier, R. Gradinger

Einleitung

Die Indikationsstellung zum künstlichen Hüftgelenkersatz hat sich auf ein jüngeres und insbesondere aktiveres Patientenklientel erweitert. Maximale bzw. freie postoperative Beweglichkeit im künstlichen Hüftgelenk ist deshalb ein wichtiger Einflussfaktor für dessen ungestörte Langzeitfunktion.

Falls die implantierte Hüftendoprothese einen für den Patienten unzureichenden Bewegungsumfang (Range of Motion) bietet, kann es mitunter zum Anschlagen des Prothesenhalses am Pfannenrand (= Prothesen-Impingement) (Abb. 1) kommen.

Als Folge davon können Materialversagen (z. B. bei Polyäthylen-Pfannen massiver Abrieb, bei metallischen Pfanneneinsätzen Deformation des Pfannenrandes mit erhöhtem Metallabrieb, und bei keramischen Pfanneneinsätzen Randabplatzer oder Bruch), hohe Scherbeanspruchung im Interface zwischen Pfannengehäuse und knöchernem Implantatlager sowie Subluxation bzw. Luxation der Hüftendoprothese eintreten [1, 13, 14]. In der Literatur werden Luxationsraten nach primärem Hüftgelenkersatz von 0,3% bis zu 9% angegeben [12]. Bei Wechseloperationen ist die Rate deutlich höher, es werden zum Teil über 20% angegeben [13]. Wesentliche Faktoren für die Protheseninstabilität sind im Design und einer ungünstigen Position der Implantatkomponenten zu sehen.

Range of Motion

Bei klinischen Anwendern und Prothesenentwicklern bestehen mitunter Unklarheiten hinsichtlich der Definition des Begriffes „Range of Motion" von Hüftendoprothesen.

Die Range of Motion (ROM) des (künstlichen) Hüftgelenkes (Abb. 2) ist definiert als der jeweilige maximale Umfang der sechs möglichen Rotationsbewegungen: Flexion, Extension, Abduktion, Adduktion, Außen- und Innenrotation, als Einzelbewegung oder in Kombination [8].

Aus technischen Angaben des Prothesenherstellers ist nur bedingt auf die maximale Range

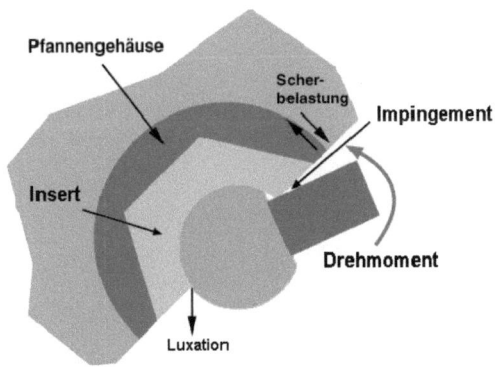 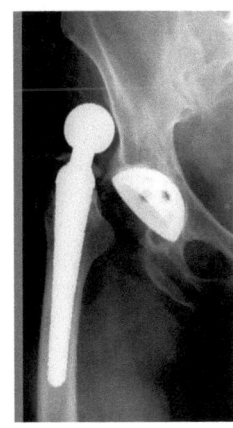

Abb. 1. Schematische Darstellung des Prothesenimpingements (*links*) und möglicher Folgen wie die Einleitung von Scherkräften in das Interface Pfannengehäuse-Acetabulum und die Prothesenluxation. Röntgenologische Darstellung einer Hüftendoprothesenluxation (*rechts*)

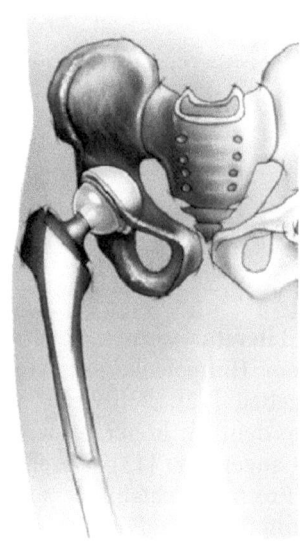
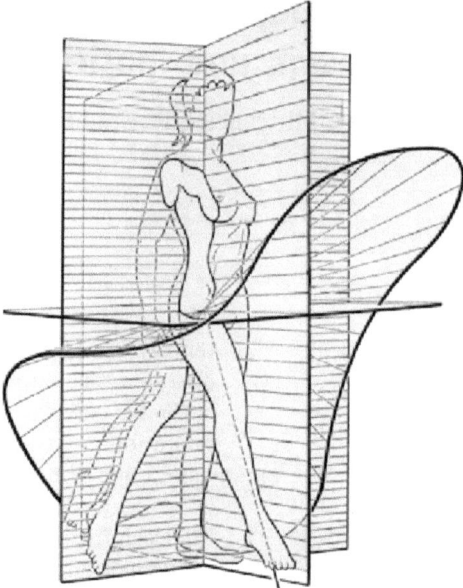

Abb. 2. Skizze über in situ Lage einer Hüftendoprothese (*links*). Maximal möglicher Bewegungsausschlag im Hüftgelenk (modifizierte Darstellung aus I.A. Kapandji: Funktionelle Anatomie der Gelenke. Ferdinand Enke, Stuttgart, 1992) (*rechts*)

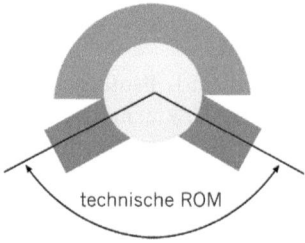

Abb. 3. Technische Range of Motion einer Hüftendoprothese; Position der Pfanne hierbei 0° Inklination und 0° Anteversion, Ansicht von frontal

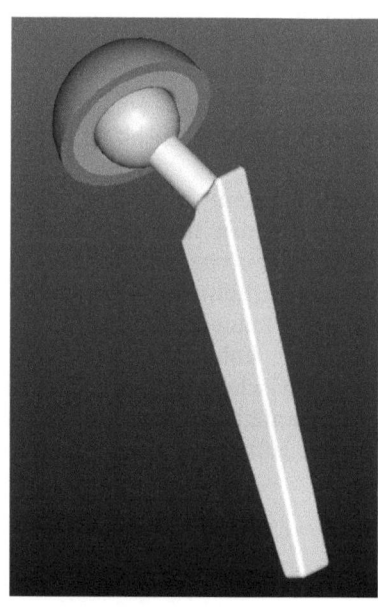

Abb. 4. Render-Darstellung eines generierten 3-D-Hüftendoprothesenmodells mit modular aufgebauter Pfanne, Kugelkopf und geradem Stiel mit zylindrischem Hals

of Motion von physiologischen Bewegungen zu schließen. Oftmals wird die Range of Motion der Prothese als maximal möglicher Bewegungsausschlag des Prothesenstieles in Abduktion plus Adduktion bei einer Position der Pfanne von 0° Inklination und 0° Anteversion angegeben (Abb. 3).

Diese sog. technische Range of Motion der Hüftendoprothese ist abhängig von den Designparametern: Pfannendesign und Kopf-Hals-Geometrie.

Um die vom Hersteller derart angegebenen ROM-Daten beurteilen zu können, ist es dienlich, die sog. technische Range of Motion [2] auf eine intraoperativ häufig eingestellte Pfannenposition zu transformieren. Die ermittelten ROM-Werte erlauben dann einen einfacheren Vergleich unterschiedlicher Prothesensysteme.

Mittels eines dreidimensionalen CAD-Programms wurde eine Bewegungssimulation an Hüftendoprothesenmodellen (Abb. 4) zum Zwecke der o.g. Transformation von technischen ROM-Daten auf ROM-Werte physiologischer Bewegungen durchgeführt.

Dabei wurden die Werte der maximalen ROM für Flexion, Abduktion und Außenrotation, welche für verschiedene Prothesendesigns bei einer als klinisch günstig anzusehenden Pfannenposition von 45° Inklination und 15° Anteversion

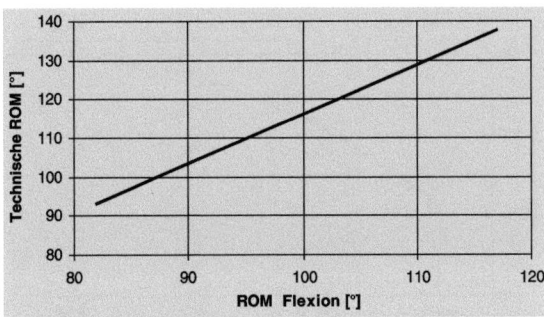

Abb. 5. Regressionsgerade zwischen den ermittelten Daten der technischen Range of Motion und der ROM für Flexion bei einer Pfannenposition von 45° Inklination und 15° Anteversion sowie einer Stielantetorsion von 0°

bestimmt wurden, mit den bei einer Pfannenposition von 0° Inklination und 0° Anteversion ermittelten Werten (entspricht der technischen Range of Motion des jeweiligen Hüftendoprothesenmodells) korreliert. Die Antetorsion des Stieles wurde nicht variiert und betrug stets 0°.

Es zeigt sich eine lineare Korrelation zwischen den ROM-Werten beider untersuchter Pfannenpositionen (Abb. 5). Die technische ROM von Hüftendoprothesen ist dabei größer als die real gewährten Umfänge einzelner bzw. kombinierter Bewegungen im künstlichen Hüftgelenk. Falls eine technische Range of Motion von kleiner als 110° vorliegt, können Flexionsbewegungen nur bis maximal 95° erzielt werden. Mit Impingement wäre schon bei Alltagsbewegungen (Schuhe anziehen, Sitzen auf Sofa u.ä.) zu rechnen. Infolge der Einschränkung kombinierter Bewegungen wie Innenrotation mit Flexion und Adduktion ist zudem das Luxationsrisiko erhöht.

Bei einer gegebenen technischen Range of Motion der Hüftendoprothese von 120° wird z.B. eine Flexionsbewegung maximal bis 102°, eine Abduktion bis 58° sowie eine Außenrotation bis 75° ermöglicht. Um eine nahezu physiologische ROM für Flexion im Hüftgelenk von z.B. 115° erzielen zu können, muss die Endoprothese eine technische Range of Motion von 134° bereitstellen (Abb. 5). Angaben zur ROM des jeweiligen Prothesensystems sollten deshalb klar definiert sein, um Irritationen in der klinischen Praxis vorzubeugen.

Implantatposition

Die Implantatposition spielt für den gewährten Bewegungsumfang der Hüftendoprothese eine maßgebliche Rolle. Seki et al. empfehlen beispielsweise eine Inklination von 30° bis 50°, eine Anteversion der Pfanne von 10° bis 30° sowie eine Stiel-Antetorsion von 10° [15], Lewinnek et al. eine „safe zone" von 40°±10° für die Inklination sowie 15°±10° für die Anteversion der Pfanne [11].

Aus unserer 3-D-Bewegungssimulation lässt sich zur Erzielung einer suffizienten Range of Motion ein lateraler Pfannenneigungswinkel (Inklination) von 45° sowie eine Anteversion der Pfanne von 15° ableiten, die Antetorsion des Stieles sollte zwischen 0° und 15° liegen [1].

Steilgestellte Pfannen (Inklination über 45°) zeigen eine erhöhte Polyäthylenabriebrate [9] sowie ein erhöhtes Risiko für Prothesenluxation [10] und Randabplatzer an Keramikpfannen infolge erhöhter kranio-lateraler Hertzscher Flächenpressung [1]. Die Pfanne sollte ebenso wie der Prothesenstiel nicht in einer Retroversionsstellung eingesetzt werden, da in diesem Fall der Prothesenhals bereits bei Flexionsbewegungen unter 90° am vorderen Pfannenrand anschlägt. Jedoch bedingt eine übermäßige Anteversion der Pfanne (>30°) in Kombination mit einer Stielantetorsion von über 15° (infolge eines frühzeitigen posterioren Impingements, vorzugsweise bei kombinierten Extensions- und Außenrotationsbewegungen) ein erhöhtes Luxationsrisiko (nach anterior).

Die intraoperative Umsetzung der vorgeschlagenen korrekten Position von Hüftpfanne und Prothesenstiel kann auch von erfahrenen Operateuren nicht immer gewährleistet werden; dies gilt insbesondere für die Pfannen-Anteversion [7]. Durch Verwendung von computergestützten Navigationssystemen, die präoperativ eine individuelle dreidimensionale Planung und virtuelle Positionierung der Hüftimplantate [4] sowie eine anschließende Bewegungssimulation ermöglichen sollten, ist zukünftig mit Fortschritten in der Positioniergenauigkeit der Implantate zu rechnen.

Implantatdesign

■ **Pfanne.** Um einen Wechsel einzelner Implantatkomponenten realisieren zu können, sollten aktuelle Hüftendoprothesen modular aufgebaut sein. Das Pfannengehäuse sollte hemisphärisch sein und in der Regel mit dem Pfanneneinsatz (Insert) randbündig abschließen. Ein überstehendes Insert schränkt die Beweglichkeit im künstlichen Hüftgelenk ein, das Risiko von Impingement ist erhöht.

Im klinischen Alltag werden bei einer Instabilität der Hüftendoprothese häufig so genannte asymmetrische Inserts aus Polyäthylen eingesetzt. Diese stehen vorwiegend in 2 unterschiedlichen Designvarianten zur Verfügung (Abb. 6), zum einen die Variante mit nur segmental erhöhter Randgeometrie (elevated rim segment liner = ER-L), zum anderen mit einer von Pol zu Pol ansteigenden Randerhöhung (high wall liner = HW-L). Im Hinblick auf die Range of Motion bietet die Designvariante mit nur segmental erhöhter Randgeometrie (ER-L) Vorteile. Bei adäquater Positionierung der Randüberhöhung entsprechend den klinischen Erfordernissen lässt sich hier der Verlust an Bewegungsausmaß in engeren Grenzen halten (Abb. 7). Demgegenüber ist bei der von Pol zu Pol ansteigenden Insertgeometrie (HW-L) auch bei günstiger Positionierung mit einer ausgeprägten Einschränkung der Range of Motion zu rechnen.

Bei unkritischem und unsachgemäßem Einsatz von asymmetrischen Inserts, v.a. bei inkorrekter Positionierung im Pfannengehäuse, können ein erhöhter Polyäthylenabrieb, hohe Scherspannungen im Interface Pfannengehäuse-Acetabulum und eine erhöhte Luxationsinzidenz resultieren [6, 14].

■ **Prothesenkopf und -hals.** Kopfgröße und Halsgeometrie haben gewichtigen Einfluss auf den Bewegungsumfang einer Hüftendoprothese. Zum Beispiel besitzt ein Standardkopf mit 32 mm bzw. 36 mm Durchmesser gegenüber einem mit 28 mm (bei identischer Konus- bzw. Halsgeometrie) einen um 6° bzw. 10° größeren Bewegungsspielraum für Flexion [1]. Die Erhöhung der ROM trifft für alle Bewegungsrichtungen im künstlichen Hüftgelenk zu.

Verwendet man bei identischem Stiel kleinere Köpfe (z.B. ⌀ 22 mm), so ist der Bewegungsumfang um bis zu 15° eingeschränkt [1]. Zwischen Hüftendoprothesen mit einem ⌀ 22 mm Kopf (mit Konus 9/11), einem ⌀ 26 mm Kopf (mit Konus 11/13) und einem ⌀ 28 mm Kopf (mit Konus 12/14) bestehen nahezu keine Unterschiede in den maximal möglichen Bewegungsausmaßen (Abb. 8). Das Verhältnis von Kopf- zu Halsdurchmesser sollte demnach nicht weniger als 2:1 betragen, insbesondere bei Einsatz einer Hart-Hart-Gleitpaarung.

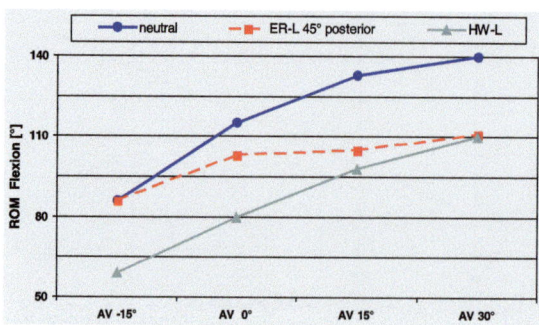

Abb. 7. ROM für Flexion im Vergleich neutrales Insert vs. asymmetrische Inserts (ER-L 45° posterior: Liner mit einem um 5 mm erhöhten Randsegment um 45° nach posterior gedreht (d.h. am linken Hüftgelenk in 13.30 Uhr Stellung), HW-L: high wall liner mit 5 mm Randüberhöhung in 0° Position (12 Uhr-Stellung) bei unterschiedlicher Anteversion (AV) der Pfanne (jeweils Inklination 60°, Stiel-Antetorsion 0°, Kopfdurchmesser 28 mm, Konus 12–14)

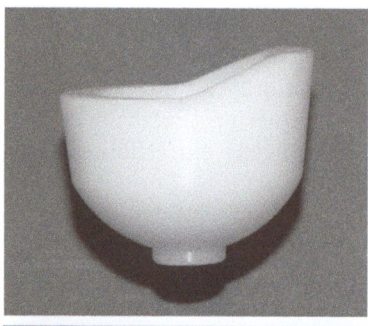
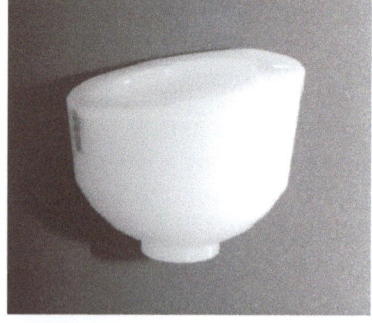

Abb. 6. Designunterschiede an asymmetrischen Pfanneneinsätzen. *Oben*: eine Variante mit nur segmental erhöhter Randgeometrie (elevated rim segment liner = ER-L), *unten*: Variante mit einer von Pol zu Pol ansteigenden Randerhöhung (high wall liner = HW-L)

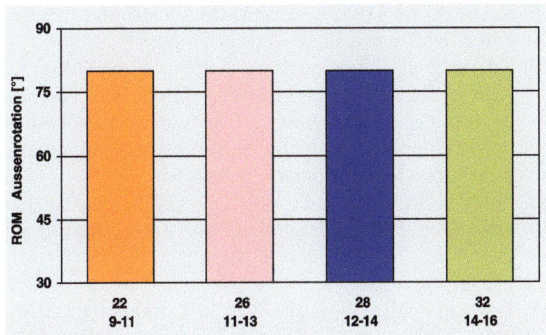

Abb. 8. ROM für Außenrotation verschiedener Kopf-Hals-Kombinationen (Ø 22 mm Standardkopf mit Konus 9–11; Ø 26 mm mit Konus 11–13; Ø 28 mm mit Konus 12–14; Ø 32 mm mit Konus 14–16, jeweils in Kombination mit zylindrischem Prothesenhals)

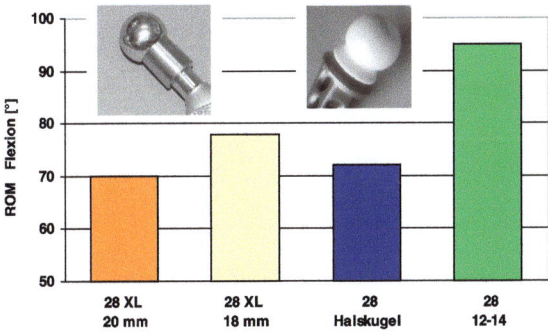

Abb. 9. ROM für Flexion bei verschiedenen Kopfdesigns (XL 18 mm und XL 20 mm: Ø 28 mm Steckkopf mit 18 mm bzw. 20 mm Hals-Durchmesser; Halskugel: pilzförmiger Keramikkopf mit Ø 28 mm; 12–14: Standard-Kugelkopf mit Ø 28 mm mit Konus 12–14 und zylindrischem Hals), jeweils bei 45° Inklination und 0° Anteversion der Pfanne sowie 0° Antetorsion des Stieles

Sog. Steckköpfe (XL-Köpfe), die zur Offset-Korrektur eingesetzt werden, schränken die Beweglichkeit im künstlichen Hüftgelenk deutlich ein und sollten ebenso wie die keramische Halskugel nur in Ausnahmefällen verwendet werden. Eigene Untersuchungen haben eine Reduzierung der ROM von über 15° ergeben (Abb. 9).

Zusammenfassung

Aktuelle Prothesensysteme sollten dem Patienten eine ausreichende Beweglichkeit im künstlichen Hüftgelenk erlauben; dies gilt im Besonderen für die Hart-Hart-Gleitpaarungen wie Keramik-Keramik und Metall-Metall. Das Risiko von Impingement und möglichen Folgen wie Materialversagen und Prothesenluxation kann vermindert werden, sofern konstruktive, operationstechnische und tribologische Randbedingungen berücksichtigt werden.

Hinsichtlich des Implantatdesigns kann durch Verwendung größerer Prothesenköpfe neben dem Bewegungsumfang auch die Stabilität des künstlichen Hüftgelenkes gegenüber einer Luxation erhöht werden. Da bei Polyäthylen-Pfannen jedoch das Abriebvolumen ansteigt, sollten große Köpfe vorrangig mit Gleitpaarungen mit niedrigen Abriebraten kombiniert werden.

Um ein frühzeitiges Impingement zu vermeiden, sollte das Verhältnis von Kugelkopf- zu Halsdurchmesser stets ≥2:1 betragen. Die sog. Steckköpfe (XL-Köpfe) und Halskugeln schränken die ROM deutlich ein, ihr klinischer Einsatz sollte nur in Ausnahmefällen erfolgen.

Asymmetrische Inserts sollten nur bei einer manifesten Protheseninstabilität eingesetzt werden, da diese zwangsläufig zu einer Einschränkung des Bewegungsumfangs, deren Ausmaß von Design und Positionierung der Randerhöhung abhängt, führen.

Bei künstlichem Hüftgelenkersatz ist eine präzise präoperative Diagnostik und OP-Planung unerlässlich, das postoperative Ergebnis wird davon nachhaltig beeinflusst [5]. Mit einer computerassistierten dreidimensionalen OP-Planung können räumliche Besonderheiten exakter als mit einer konventionellen zweidimensionalen Planung anhand von Röntgenbildern erfasst werden. Erstrebenswert wäre auch eine Berücksichtigung der Qualität des knöchernen Implantatlagers in der Planung. Nicht zu vernachlässigen ist aber der zeitliche Mehraufwand für die dreidimensionale Planung, der bei schwierigen Verhältnissen über eine Stunde betragen kann [4]. Durch die Anbindung an ein Navigationssystem sollte zukünftig eine präzisere Positionierung der Hüftimplantate erzielt werden. Die Routinetauglichkeit von Navigationssystemen konnte nachgewiesen werden [3], jedoch muss mittels prospektiver Studien die Überlegenheit derartiger Systeme gegenüber der konventionellen Prothesenimplantation im Hinblick auf das klinische Langzeitergebnis erst noch belegt werden.

Literatur

1. Bader RJ, Steinhauser E, Willmann G, Gradinger R (2001) The effects of implant position, design and wear on the range of motion after total hip arthroplasty. Hip International 11:80–90
2. Bader RJ, Bunz U, Scholz R, Steinhauser E, Willmann G (2001) Range of Motion von Hüftendoprothesen – Problematik der Begriffsbestimmung –. Osteologie (Suppl 2) 10:180
3. Bernsmann K, Langlotz U, Ansari B, Wiese M (2000) Computerassistierte navigierte Pfannenplatzierung in der Hüftendoprothetik – Anwendungsstudie im klinischen Routinealltag. Z Orthop 138:515–521
4. Dahlen C, Zwipp H (2001) Computer-assistierte OP-Planung. Unfallchirurg 104:466–479
5. Eggli S, Pisan M, Müller ME (1998) The value of preoperative planning for total hip arthroplasty. J Bone Joint Surg Br 80:382–390
6. Harkness JW, Guyton JL, LaVelle D, McKinnon B, Tozakoglou E (2000) Variations in design of anteverted acetabular liners in THR. Scientific exhibit presented at the AAOS Meeting, Orlando
7. Hassan DM, Johnston GFH, Dust WNC, Watson G, Dolovich AT (1998) Accuracy of intraoperative assessment of acetabular prosthesis placement. J Arthroplasty 13:80–84
8. Kapandji IA (1992) Funktionelle Anatomie der Gelenke. Ferdinand Enke Verlag, Stuttgart
9. Kennedy JG, Rogers WB, Soffe KE, Sullivan RJ, Griffen DG, Sheehan LJ (1998) Effect of acetabular component orientation on recurrent dislocation, pelvic osteolysis, polyethylene wear, and component migration. J Arthroplasty 13:530–534
10. Kohn D, Rührmann O, Wirth CJ (1997) Die Verrenkung der Hüfttotalendoprothese unter besonderer Beachtung verschiedener Zugangswege. Z Orthop 135:40–44
11. Lewinnek GE, Lewis JL, Tarr R, Compere CL, Zimmerman JR (1978) Dislocations after Total Hip-Replacement Arthroplasties. J Bone Joint Surg Am 60:217–220
12. McAuley JP, Ridgeway SR (2001) Preoperative planning to prevent dislocation of the hip. Orthop Clin North Am 32:579–586
13. McCollum DE, Gray WJ (1990) Dislocation after total hip arthroplasty. Clin Orthop 261:159–170
14. Murray DW (1992) Impingement and loosening of the long posterior wall acetabular implant. J Bone Joint Surg Br 74:377–379
15. Seki M, Yuasa N, Ohkuni K (1998) Analysis of Optimal Range of Socket Orientations in Total Hip Arthroplasty with Use of Computer-Aided Design Simulation. J Orthop Res 16:513–517

Knie – Vorderes Kreuzband (VKB)

Experimentelle Untersuchungen zur Genauigkeit der VKB-Tunnelplatzierung mit Hilfe des aktiven Roboters „CASPAR"

A. Burkart, V. Musahl, R. E. Debski, A. van Scyoc, P. McMahon, F. H. Fu, S. L.-Y. Woo

Einleitung

Eines der Ziele der computergestützten Chirurgie ist es, die Genauigkeit der Tunnelplatzierung bei der vorderen Kreuzbandplastik im Vergleich zur konventionellen Methode zu verbessern. Die Ergebnisse der vorderen Kreuzbandrekonstruktion erreichen nicht mehr als 90% gute bis exzellente Ergebnisse [8]. Weiterhin ist allgemein bekannt, dass die Tunnelplatzierung doch wesentlich zum postoperativen Ergebnis beiträgt [21]. In vielen Studien wurde die Tunnelpositionierung biomechanisch untersucht, dabei fand man heraus, dass eine Fehlplatzierung sich negativ auf die Transplantatinkorporation und die Kniegelenksfunktion auswirkt [9, 16, 25]. Durch eine nicht adäquate Tunnelplatzierung entstehen Längenänderungen des Transplantats während Flexion und Extension des Kniegelenks [12, 24]. Dabei ist am häufigsten der femorale Tunnel fehlplatziert. Da der femorale Ansatzbereich näher am Rotationszentrum des Kniegelenks lokalisiert ist, können sich bereits kleine Fehler äußerst negativ auf die Kniegelenksfunktion auswirken [11]. Komplikationen wie Transplantatversagen, verminderte Kniegelenksbeweglichkeit und Impingement des Transplantats im femoralen Notchbereich können daraus resultieren [6, 13, 25]. Trotzdem besteht eine große Variabilität bei der Tunnelplatzierung unter den Chirurgen [15, 22]. Anfängliche Berichte über computergestützte Chirurgie konnten eine signifikante Abnahme der Variabilität bei der VKB-Tunnelplatzierung nachweisen [7, 14, 20]. Aktive Systeme wie z. B. CASPAR (Computer Assisted Surgery, Planning and Robotics, ehemals Fa. orto MAQUET GmbH & Co. KG, Germany, nun U.R.S. ortho Rastatt) sind in der Lage, die Kanäle für die VKB-Plastik autonom zu bohren [10]. Ein Registrierungskreuz, das jeweils femoral und tibial in den Knochen mittels einer 4,5 mm großen Schraube eingebracht wird, dient als Koordinatensystem, damit CASPAR bezogen auf dieses Koordinatensystem die Tunnellage erkennt und präzise bohren kann. Die Planung der zukünftigen Kanallage tibial und femoral wird anhand von CT-Schnitten an einem Personalcomputer (= Planungsstation) erstellt, was als großer Vorteil dieses aktiven Systems gilt. Der Chirurg kann anhand der dreidimensionalen CT-Darstellung den Kanal dort planen, wo er ihn platzieren möchte. Dies bedeutet, dass somit eine individuelle Lage des Kanals entsprechend der individuellen Anatomie des Patientenknies möglich ist. Tunnelaustritts- und -eintrittspunkte werden anhand einer farbigen Darstellung des Kanals genau ersichtlich und können vom Chirurgen in seiner Sicht und Vorstellung korrekt platziert werden. Insbesondere das Notch-Impingement soll somit vermieden werden. Die Planungsdaten werden auf einer Diskette abgespeichert und am Operationstag an CASPAR überspielt. Durch die Registrierung von 4 Punkten auf dem Registrierkreuz, welches sowohl femoral als auch tibial eingebracht wurde, errechnet CASPAR die Lage des geplanten Kanals und führt die Bohrung aus. Die operative Technik, die CASPAR nutzt, ist eine so genannte „Zwei-Inzisions-Technik", dies bedeutet, der tibiale Kanal wird von außen nach innen gebohrt, der femorale Kanal wird über eine Miniarthrotomie von innen nach außen angelegt und dies bei maximaler Flexion des Kniegelenks [4, 18].

Ziel der computergestützen Chirurgie ist die Erhöhung der Präzision und Genauigkeit. Präzision wird definiert als der Grad der Übereinstimmung zwischen wiederholten Ergebnissen, Genauigkeit als der Maximalwert, von dem ein Ergebnis sich von dem wahren Wert unterscheidet [2]. So konnte in einer Studie über die Präzision der Anlage von VKB-Kanälen im Vergleich CASPAR gegen unterschiedlich erfahrene Chirurgen gezeigt werden, dass speziell im femoralen Bereich Vorteile von CASPAR liegen [5].

Das Ziel dieser Studie war die Überprüfung der Präzision von CASPAR bei der Anlage der Bohrkanäle femoral und tibial hinsichtlich Planung und tatsächlicher Lage im Kniegelenk nach ausgeführter Bohrung.

Material und Methoden

Für die Studie wurden 13 Kadaverkniegelenke mit einem durchschnittlichen Alter von 65 Jahren (50–75 Jahre) benutzt. Ausschlusskriterien waren vorangegangene Osteotomien, Status nach Knieprothese und fehlendes hinteres Kreuzband. Referenzschrauben mit einem Durchmesser von 4,5 mm und einem Registrierkreuz mit vier Vertiefungen für die Registrierung mit CASPAR wurden im lateralen distalen Femur und im Bereich der proximalen medialen Tibia cingebracht (Abb. 1). Daraufhin wurde ein CT durchgeführt (General Electric, 9800, General Electric Medical Systems, Waukesha, WI, USA) mit dem Kniegelenk in Hyperextension, die Daten wurden auf eine Planungsstation transferiert, wo die präoperative Planung durchgeführt wurde.

Hierzu wurde zunächst ein Übersichtsscout angefertigt, der 2 cm proximal der lateralen femoralen Schraube begann und 2 cm distal der tibialen Schraube endete. Die erste Spirale des CT schloss die gesamte Schraube mit CT-Registrierungskreuz mit ein (Parameter: 140 kV, 130 mA, 3 mm slice collimation, 1° pitch, 1 mm-Intervall, 0,8 s-Rotationszeit, Helical + Z-Interpolation). Die zweite Spirale (Parameter: 140 kV,

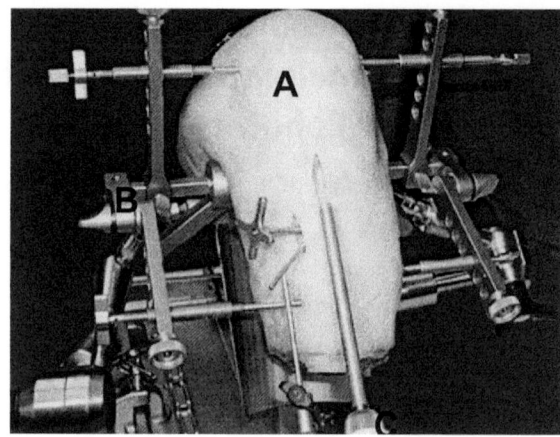

Abb. 2. Experimenteller Aufbau mit Präparat (**A**) in einem speziellen Fixierungsapparat (**B**) und dem Bohrer (**C**), der ebenfalls im Op benutzt wird

120 mA, 3 mm slice collimation, 1,5 pitch, 2 mm Intervall, 0,8 s Rotationszeit, Helical + Z-Interpolation) wurde zwischen den Schrauben angefertigt und die dritte Spirale schloss die andere Schraube mit Registrierungskreuz mit ein. Das „field-of-view" betrug 250 mm mit einer Pixelauflösung von 512 × 512. Die CT-Datensätze wurden an die CASPAR-Planungsstation übertragen und die Planung der Kanäle erfolgte mittels den 3-D-Datensätzen und der handelsüblichen Software der Firma (CASPAR, U.R.S. ortho, Rastatt).

Zur Anlage der Bohrkanäle wurde der im klinischen Gebrauch befindliche Beinhalter verwendet. Wie auch bei einem Patienten üblich wurden zwei Steinmann-Nägel zur festen Fixierung des Kniegelenks im Beinhalter im Bereich des medialen und lateralen Femurkondylus eingebracht. Um eine stabile Fixation zu erhalten wurden die Tibia zusätzlich mit zwei Steinmann-Nägeln fixiert (Abb. 2). Der Registrierungsvorgang für CASPAR erfolgte ebenso wie beim Patienten. Hierzu wird CASPAR mit einem speziellen Abtaster an vier Punkte auf dem Registrierkreuz geführt, die ihm die Berechnung der Kanallage bezüglich dieses Koordinatensystems erlauben. Die Registriergenauigkeit besteht laut Hersteller bei < 0,5 mm. Während des Bohrvorgangs wurden etwaige Bewegungen des Knochens mit einem Knochenbewegungsnavigationssystem (Polaris, ortoMaquet) registriert. Übersteigen etwaige Knochenbewegungen die vom Hersteller eingestellte Grenze, stoppt der Bohrvorgang aus Sicherheitsgründen. Hierzu erfolgte vor der Bohrung das Anlegen der Bewe-

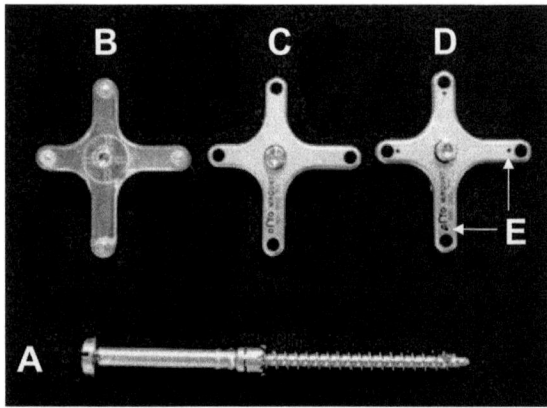

Abb. 1. 4,5 mm-Kortikalisschraube (**A**), CT-Registrierkreuz (**B**), Roboterregistrierkreuz (**C**), und speziell angefertigtes Registrierkreuz (**D**) mit zusätzlichen Registrierungspunkten für die Registrierung (**E**) und Erzeugung eines Koordinatensystems für das digitale Messinstrument

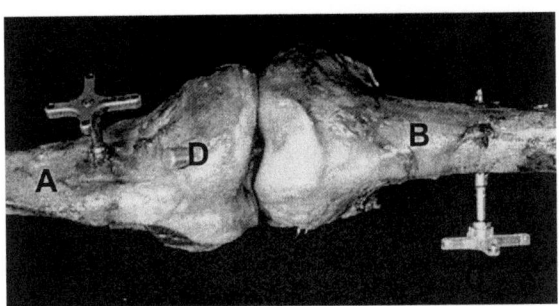

Abb. 3. Tibia (**A**) und Femur (**B**) mit Referenzschraube (**C**). Tunnelzylinder (**D**) im tibialen Kanal

gungssensoren am Kadaverkniegelenk. Zuerst wurde der tibiale Tunnel mit einem Durchmesser von 10 mm gebohrt, danach erfolgte die Miniarthrotomie und eine erneute Registrierung femoral, bevor ein 10 mm breiter femoraler Tunnel gebohrt wurde. Anfang und Ende der Bohrung wurde mit einer Videokamera überwacht.

Um die Lage des präoperativ geplanten Kanals auf der Planungsstation mit dem tatsächlich gebohrten Kanal postoperativ vergleichen zu können, wurde ein gemeinsames und vergleichbares Koordinatensystem verwendet. Mit Hilfe einer speziell angefertigten Software der Firma ortoMaquet konnte anhand der Registrierungskreuze der Tunneleintritts- und -austrittspunkt auf der Planungsstation sowohl tibial als auch femoral mit x-, y- und z-Koordinaten angegeben werden. Der postoperative Kanal wurde mittels eines Tunnelzylinders gemessen, der genau in den 10 mm-Tunnel passte. Der Tunnelzylinder hatte eine zentrale Vertiefung und wurde so in den Tunnel eingebracht, dass die Oberfläche zur Hälfte im Kanal war und zur Hälfte aus dem Kanal ragte (Abb. 3). Somit war dies der Punkt, dessen Koordinaten die Mitte des gebohrten Kanals angaben und der mit Hilfe einer Mikrometerschraube exakt gemessen werden konnte (Microscribe-3DX, Genauigkeit 0,23 mm). Danach erfolgte die Messung von speziellen zusätzlichen Vertiefungen, die auf einem Standard-Registrierungskreuz angefertigt waren, speziell zur Aufnahme der Spitze einer Mikrometerschraube (0,042″ ⌀). Die Lage dieser Vertiefungen bezüglich der normalen Standardvertiefungen erlaubte so die Bestimmung der Koordinaten der Tunnellage.

Der Vergleich zwischen prä- und postoperativer Kanallage erfolgte schließlich durch Vergleich der Vektoren, angegeben durch den mittigen Tunneleintritts- und -austrittspunkt. Der Winkel (θ) zwischen den Tunnelvektoren sowie der Abstand zwischen Tunneleintritts- bzw. -austrittspunkt (D) konnte somit berechnet werden. Die Größe des Vektor D von Punkt A zu einem Punkt B auf dem geplanten Tunnel und senkrecht zu B wurde als Abweichung D_{distal}, $D_{proximal}$ bezeichnet (Tabelle 2, Abb. 4).

Vorversuch

Um die Wertigkeit und Genauigkeit des angewandten Messsystems sowie das Versuchsprotokoll zu überprüfen, erfolgte an drei Kadaverkniegelenken der Vorversuch. Die Richtung des tatsächlich gebohrten Tunnels wich um 6,3°±7,3° (0,8°–14,7°) vom präoperativ geplanten Tunnel ab. Die Abweichung des distalen tibialen Eintrittspunkts betrug 3,3±1,8 mm (2,0–5,4 mm), die des proximalen intraartikulären Austrittspunkts 8,8±5,7 mm (4,9–15,4 mm). Femoral betrug die anguläre Differenz 5,1±4,8° (range 0,5–10,2°), die Abweichung des distalen intraartikulären femoralen Eintrittspunkts 5,8±4,6 mm (2,0–11,1 mm) und des proximalen Austrittspunkts 1,0±0,6 mm (0,4–1,6 mm) (Tabelle 1). Die Ergebnisse zeigten hier eine inkorrekte Kanallage postoperativ. Dies war zurückzuführen auf ein Abgleiten des Diamantbohrers am kortikalen Eintrittspunkt. Auch die Videoaufnahme konnte dies klar nachweisen, wobei das Abgleiten etwa 2 mm betrug, ohne dass das System dies bemerkt hätte. Eine zusätzliche Untersuchung konnte zeigen, dass ein Verbiegen des Bohrers, der mit einem Gewicht von 3 kg an der Bohrspitze belastet wurde, zu einer Abweichung von etwa 1,5 mm führte, ohne dass das Robotersystem dies bemerkt hätte. Weiterhin zeigte sich in den Untersuchungen, dass mindestens eine Flexion von 120° zur Anlage des femoralen Bohrlochs nötig ist, da ansonsten der femorale Eintrittspunkt teils nicht erreicht werden konnte, und z. B. eine vom Robotersystem unerkannte Abweichung des Bohrers an den Intercondylenhöckern auftrat.

Aufgrund dieser eher negativen Ergebnisse wurde vom Hersteller (ortoMaquet) die Eintrittsgeschwindigkeit des Bohrers zu 75% vermindert, um ein Gleiten des Bohrers an der harten Kortikalis zu vermeiden.

Tabelle 1. Abweichung der Vektoren zwischen Planung und Bohrung bei 3 Kadaverkniegelenken im Vorversuch

Präparat	Tibia			Femur		
	θ (°)	D_{Distal} (mm)	$D_{Proximal}$ (mm)	θ (°)	D_{Distal} (mm)	$D_{Proximal}$ (mm)
10 L	14,7	2,6	15,5	10,2	11,1	0,4
13 R	3,4	2,0	4,9	4,4	4,5	1,2
15 Ra	0,8	5,4	6,1	0,5	2,0	1,6
(Durchschnitt ± S.D.)	6,3 ± 7,4	3,3 ± 1,8	8,8 ± 5,8	5,1 ± 4,9	5,9 ± 4,7	1,0 ± 0,6

Tabelle 2. Abweichung der Vektoren zwischen Planung und Bohrung bei 10 Kadaverkniegelenken

Präparat	Tibia			Femur		
	θ (°)	D_{Distal} (mm)	$D_{Proximal}$ (mm)	θ (°)	D_{Distal} (mm)	$D_{Proximal}$ (mm)
27 L	1,2	1,4	1,2	1,5	0,7	0,7
29 L	2,1	0,7	1,6	1,5	0,2	0,8
29 R	0,5	3,9	4,3	2,1	2,8	1,6
31 L	0,2	0,4	0,5	0,7	0,6	0,5
36 L	0,9	0,6	0,7	0,4	2,4	2,1
5 R	1,3	2,4	2,3	0,9	0,2	0,9
34 L	1,8	0,8	2,0	0,9	1,2	0,6
40 R	*	*	*	1,7	1,5	1,0
43 R	0,4	3,1	3,4	0,8	1,7	1,0
46 R	1,4	1,7	2,4	0,3	1,4	1,6
(Durchschnitt ± S.D.)	1,1 ± 0,7	1,7 ± 1,2	2,0 ± 1,2	1,1 ± 0,6	1,3 ± 0,9	1,1 ± 0,5

* Nicht messbar, da sich die Referenzschraube drehte

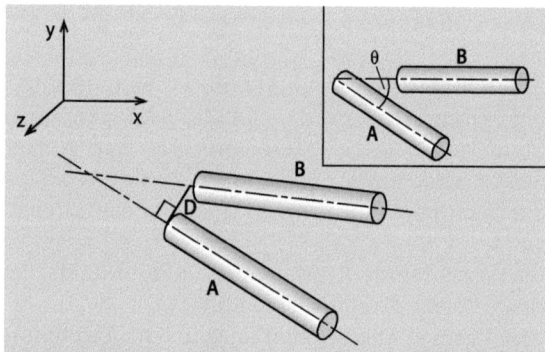

Abb. 4. Methode, um die Abweichung der Achse des geplanten Tunnels (**A**) und des gebohrten Tunnels (**B**) in einem gemeinsamen Koordinatensystem (**D**) zu messen. θ ist die Winkelabweichung

Ergebnisse

Bei 10 Kadaverkniegelenken erfolgten nun die Messungen mit vom Hersteller veränderter Systemsoftware unter Berücksichtigung der verminderten Eintrittsgeschwindigkeit. Die mittlere anguläre Abweichung des geplanten Tunnels vom tatsächlich gebohrten Tunnel betrug nun 1,1° ± 0,7°. Die Distanz am distalen tibialen Eintrittspunkt betrug 1,7 ± 1,2 mm, am proximalen intraartikulären Austrittspunkt 2,0 ± 1,2 mm. Femoral betrug die Winkelabweichung im Durchschnitt 1,0° ± 0,6°, die Distanz distal intraartikulär 1,2 ± 0,9 mm und proximal femoral 1,1 ± 0,5 mm (Tabelle 2). Ein Abgleiten des Bohrers an der Kortikalis konnte nun nicht mehr gesehen werden. Präparat Nr. 29 R hatte die größte Abweichung mit tibialem Eintrittspunkt 3,9 mm, Austritts-

Tabelle 3. Bohrzeit für den tibialen und femoralen Tunnel

	Bohrzeit (min)	
	Tibia	Femur
27 L	3,3	4,0
29 L	4,5	4,0
29 R	7,0	5,0
31 L	5,0	6,0
36 L	2,4	8,3
5 R	4,2	6,2
34 L	5,0	5,2
40 R	6,2	4,5
43 R	5,0	7,3
46 R	3,1	4,1
(Durchschnitt ± STD)	4,6 ± 1,4	5,5 ± 1,5

punkt 4,3 mm sowie femoralem Eintrittspunkt 2,8 mm und Austrittspunkt 1,6 mm. Die Tunnelrichtung vom präoperativen Plan wich 0,5° tibial ab, femoral 2,1°. Die Analyse des Protokolls zeigte, dass der Bohrer aufgrund zu starker Bewegungen des Präparats mehrmals stoppen musste und das Bohren von Hand für 3–4 Rotationen erfolgen musste. Dies erklärt auch die verlängerte Bohrzeit bei diesem Präparat. Somit muss hier davon ausgegangen werden, dass die Fixation des Präparats ungenügend war. Die Messung des tibialen Kanals von Präparat Nr. 40 R war nicht möglich, da sich die Schraube mit Registrierkreuz während Entfernung desselben gedreht hatte. Die durchschnittliche Bohrzeit tibial betrug 4,6 ± 1,4 Minuten, femoral 5,5 ± 1,5 Minuten (Tabelle 3).

Diskussion

In dieser Studie wurde die Präzision der Kreuzbandkanalanlage durch den aktiven Roboter CASPAR getestet, indem die Lage des präoperativ geplanten Tunnels mit dem tatsächlich gebohrten Tunnel verglichen wurde. Die Abweichung der intraartikulär lokalisierten Tunnellage tibial betrug weniger als 2,0 mm, femoral weniger als 1,3 mm. Über ähnliche Abweichungen wurde mittels eines anderen Computersystems für die arthroskopische Kniechirurgie berichtet. Hier betrug der allgemeine Fehler 2,3 mm [23].

Bei den Vorversuchen war eine ungenaue Tunnelplatzierung aufgrund von Abrutschen des Bohrers an der harten Kortikalis zu verzeichnen. Der Bohreintrittswinkel betrug dabei 60°. Basierend auf unseren Experimenten trägt ein derartiger Winkel sowie Periost zum Gleiten bei. Um dies zu verhindern, wurde die Anbohrgeschwindigkeit vermindert. Die Tunnelplatzierung mittels einem aktiven Roboter hängt nicht nur von der mechanischen Genauigkeit eines derartigen Systems ab, sondern auch von der Fähigkeit des Chirurgen, die Tunnelplanung mit einer speziellen Software exakt durchzuführen. Diesbezüglich sind jedoch Chirurgen nicht gewohnt, die Tunnellagen an einem CT zu planen. So ist auch die Beziehung zwischen anatomischen intraartikulären Landmarken und CT-Landmarken nicht genau bekannt. Zum anderen war die Genauigkeitsmessung durch die Anwendung eines digitalen Messinstruments mit einer Genauigkeit von 0,23 mm beschränkt, ebenso wie die Beziehung zwischen den Bohrlöchern in den Referenzkreuzen und dem CT-Koordinatensystem. Jedoch muss auch bedacht werden, dass die Nutzung eines derartigen Roboters eventuell auch die Patientenmorbidität erhöht, da eine Miniarthrotomie durchgeführt werden muss wie auch eine Referenzschraubeninsertion nötig ist. Bewegung des Knochens war der Grund für den Abbruch des Bohrvorgangs bei einem Kniegelenk. Intraoperativ kann die Knochenbewegung wohl durch den Beinhalter und eine suffiziente Fixierung vermindert werden [4, 10]. Eine Kontrollgruppe zum Vergleich der Genauigkeit der traditionellen Technik konnte nicht aufgeboten werden, da der wahre Wert für den geplanten Tunnel mit der traditionellen Technik nicht bestimmt werden konnte. In einer früheren Studie von Burkart wurde die Präzision von CASPAR bei der Bohrlochplatzierung mit verschiedenen Chirurgen verglichen [5]. Dabei waren die Platzierungen intraartikulär innerhalb eines Radius von 2,0 mm für CASPAR. Die für die Genauigkeit angegebenen Werte in dieser Studie sind demzufolge vergleichbar. Mittels einem aktiven Robotersystem kann eine korrekte Tunnelplatzierung erreicht werden [5]. Allerdings bleibt die optimale Lokalisation innerhalb des geometrischen Zentrums des Kreuzbandes oder an einer anderen Stelle für die Tunnelplatzierung unbekannt. Aus diesem Grund ist die Behauptung, ein aktives Robotersystem sei äußerst präzise sicher richtig, was jedoch noch lange nicht bedeutet, es würde die klinischen Ergebnisse verbessern. Weiterhin stellt sich die Frage, wie viel Genauigkeit brauchen wir eigentlich bei der Tunnelplatzierung zur vorderen Kreuzbandrekonstruktion? In weiteren Studien sollten Fragestellungen geklärt werden, welche spezifischen Faktoren die Genauigkeit eines derartigen Systems beeinträchtigen, z. B. die Registrierung der knöchernen Geometrie innerhalb dieses Robotersystems, die Bewegung von Femur und Tibia während des Bohrvorgangs oder die Steifigkeit verschiedener Bohraufsätze.

Literatur

1. Amis AA, Jakob RP (1998) Anterior cruciate ligament graft positioning, tensioning and twisting. Knee Surgery, Sports Traumatology, Arthroscopy 6(Suppl 1):S2-12
2. Beckwith T, Buck N, Marangoni R (1982) Treatment of Uncertainties. Mechanical Measurements, A.-W.p. company
3. Bernard M et al (1997) Femoral insertion of the ACL. Radiographic quadrant method. American Journal of Knee Surgery 10(1):14-21; discussion 21-22
4. Bernard M (2000) Robot-Assisted Tunnel Placement in ACL-Surgery. 9th ESSKA Meeting, London
5. Burkart A et al (2002) A comparison of precision for ACL tunnel placement using traditional and robotic technique. Comput Aided Surg 6(5)
6. Buzzi R et al (1999) The relationship between the intercondylar roof and the tibial plateau with the knee in extension: relevance for tibial tunnel placement in anterior cruciate ligament reconstruction. Arthroscopy 15(6):625-631
7. Dessene V et al (1995) Computer-assisted knee anterior cruciate ligament reconstruction: first clinical tests. J Image Guid Surg I:59-64
8. Eriksson E (1997) How good are the results of ACL reconstruction? [editorial; comment]. Knee Surgery, Sports Traumatology, Arthroscopy 5(3):137
9. Friedman RL, Feagin JA jr (1994) Topographical anatomy of the intercondylar roof. A pilot study. Clinical Orthopaedics & Related Research 306:163-170
10. Gotzen L et al (2000) The CASPAR-System (Compter Assisted Surgical Planning and Robotics) in the Reconstruction of the ACL. 9th ESSKA Meeting, London, UK
11. Harner CD et al (2000) Evaluation and Treatment of Recurrent Instability after Anterior Cruciate Ligament Reconstruction. J Bone Joint Surg 82-A(11):1652-1664
12. Howell SM, Taylor MA (1993) Failure of reconstruction of the anterior cruciate ligament due to impingement by the intercondylar roof. J Bone Joint Surg Am 75(7):1044-1055
13. Jalliard R, Lavallee S, Dessenne V (1998) Computer assisted reconstruction of the anterior cruciate ligament. Clinical Orthopaedics & Related Research, 354:57-64
14. Klos TV et al (1998) Computer assistance in arthroscopic anterior cruciate ligament reconstruction. Clinical Orthopaedics & Related Research 354:65-69
15. Kohn D, Busche T, Carls J (1998) Drill hole position in endoscopic anterior cruciate ligament reconstruction. Results of an advanced arthroscopy course. Knee Surgery, Sports Traumatology, Arthroscopy 6(Suppl 1):S13-15
16. Morgan CD, Kalman VR, Grawl DM (1995) Definitive landmarks for reproducible tibial tunnel placement in anterior cruciate ligament reconstruction. Arthroscopy 11(3):275-288
17. Musahl V, Burkart A, Fu F (2001) Tunnelplatzierung: Definition der Anatomischen Topographie. Deutsche Gesellschaft für Orthopädie und Traumatologie, Berlin, Germany
18. Petermann J, Kober R, Heinze P (2000) Computer-Assisted Planning and Robot-Assisted Surgery in Anterior Cruciate Ligament Reconstruction. Operat Techn Ortho 10
19. Petermann J et al (2000) Computerassistierte Planung und roboterassistierte Ersatzplastik des vorderen Kreuzbandes mit dem CASPAR-System. Arthroskopie 13(6):270-279
20. Sati M, de Guise JA, Drouin G (1997) Computer assisted knee surgery: diagnostics and planning of knee surgery. Comput Aided Surg 2(2):108-123
21. Sati M et al (2000) Clinical Integration of New Computer Assisted Technology for Arthroscopic ACL Replacement. Operative Techniques in Orthopedics 10:40-49
22. Sommer C, Friederich NF, Muller W (2000) Improperly placed anterior cruciate ligament grafts: correlation between radiological parameters and clinical results. Knee Surgery, Sports Traumatology, Arthroscopy 8(4):207-213
23. Tonet O et al (2000) An Augmented Reality Navigation System for Computer Assisted Arthroscopic Surgery of the Knee. In: CAOS USA. Pittsburgh, PA
24. Vergis A, Gillquist J (1995) Graft failure in intra-articular anterior cruciate ligament reconstructions: a review of the literature. Arthroscopy 11(3):312-321
25. Yaru NC, Daniel DM, Penner D (1992) The effect of tibial attachment site on graft impingement in an anterior cruciate ligament reconstruction. American Journal of Sports Medicine 20(2):217-220

Die computerassistierte Planung und roboterassistierte Ersatzplastik des vorderen Kreuzbandes mit dem CASPAR-System

J. Petermann, M. Schierl, A. Pashmineh Azar, E. Ziring, L. Gotzen

Einleitung

Die Ruptur des vorderen Kreuzbandes (VKB) stellt die häufigste ligamentäre Verletzung des Kniegelenkes dar. Sportunfälle sind die Hauptursache. Aktuelle Studien und Angaben der US-amerikanischen Sportindustrie berichten, dass heute in den industrialisierten Ländern eine VKB-Ruptur pro 1000 Einwohner und Jahr zu erwarten ist [31]. Da der gesamte Bewegungsablauf des Kniegelenkes entscheidend durch den Kreuzbandapparat kontrolliert wird, ist diese Verletzung und somit der Verlust der VKB-Funktion für das Gelenk in morphologischer und funktioneller Hinsicht sehr schwerwiegend. Wird die körperliche und sportliche Aktivität fortgesetzt, stellen sich sekundäre Meniskusläsionen und Knorpeldestruktionen ein [22]. Der Prozentsatz dieser Meniskusverletzungen wird mit durchschnittlich 70% angegeben [9, 22]. Das Auftreten von Degenerationsprozessen wird beschleunigt, es entwickelt sich eine posttraumatische Kniegelenksarthrose.

Durch den Ersatz des VKB werden pathologische Belastungsverhältnisse des Kniegelenkes und die Belastungssituation für die Menisken nahezu normalisiert. Inwieweit das Erzielen annähernd normaler biomechanischer Verhältnisse auch chondroprotektiv wirkt, wird zur Zeit untersucht. Daher stellt die Indikation zum Ersatz des VKB bei einem körperlich aktiven, auch älteren Menschen keinen Gegenstand für kontroverse Diskussionen mehr dar [9, 12, 22].

Eine Vielzahl unterschiedlicher Techniken werden heute für den VKB-Ersatz angewendet. Gemeinsam bei allen Rekonstruktionsverfahren ist, dass mindestens ein Verankerungskanal, in dem der Bandersatz fixiert wird, auf der tibialen und femoralen Seite gebohrt werden muss. Die Fixation des Ersatztransplantates erfolgt unterschiedlich, z.B. mit press-fit-Techniken, Interferenzschrauben (metallisch, resorbierbar), perkutane Verriegelungstechniken oder durch Aufspannung zwischen Plättchen, Stapeln, Schrauben, Wascher, Endobuttons, etc. [1–4, 9, 13, 14, 16, 19, 22]. Die Fixationstechnik wird durch das Transplantat mitbestimmt. Wegen seiner Knochenblöcke erlaubt das BTB-Transplantat aus dem mittleren Patellarsehnendrittel die technisch einfacheren, biomechanisch festeren Fixationsmethoden und garantiert nahezu das Einwachsen. Die ideale Befestigung der Hamstringsehnentransplantate ist noch nicht gefunden [9, 22]. Bei Nachuntersuchungen zwei Jahre postoperativ zeigen die unterschiedlichen Rekonstruktionstechniken bei gleichem Ersatztransplantat, auch zwischen arthroskopischen oder offenen Verfahren, keine Unterschiede im Outcome [9, 11, 13, 14, 22, 23].

Die an die individuelle Gelenkanatomie angepasste Lage des Bandersatzes mit funktionell isometrischem Verhalten (arthrometrische Positionierung) bei gleichzeitigem Vermeiden eines „Notch-" bzw. „Wall-Impingements" ist das Ziel für die Positionierung des VKB-Ersatzes; so wird eine mechanische Transplantatschädigung vermieden. Es gilt möglichst die ursprüngliche Anatomie wieder herzustellen [9]. Notchplastiken sollten heute nur noch bei pathologischen Notchparametern durchgeführt werden, da ausgedehnte Notchplastiken zu einem Degenerationsprozess des retropatellaren Gelenkes führen können [21]. Eine Ausnahme stellen Übersichtsgründe bei single-incision-Techniken dar [9, 16]. Für die Positionierung der Kanäle gibt es einen Konsensus, der von Fu wie folgt beschrieben wurde [9]: Der tibiale Kanal ist so zu legen, dass in der seitlichen Überstreckaufnahme des Kniegelenkes der Bohrkanal parallel zur Blumensaatschen Linie verläuft und die Notchvorderkante kein Transplantatimpingement verursacht. In der ap-Ebene ist der tibiale Kanal am Tuberculum anterior (mediale) tibiae zu orientieren. Femoral ist der Kanal so weit dorsal zu legen, dass eine Kortikalisbrücke von 1 bis 2 mm verbleibt. Nach lateral ist die Orientierung an der Notchinnenseite so zu wählen, dass der Insertionspunkt bei rechten Kniegelenken zwischen 10 und 11 Uhr bzw. 1 und 2 Uhr bei linken Kniegelenken liegt. Schablonentechniken, wie z. B. von Aglietti [1], Amis [2] oder Hertel [16] beschrieben, können bei der Kanalpositionierung behilflich sein; die Grundlage dieser Planung stellt ein zweidimensionales Röntgenbild dar und somit ist die Übertragung dieser Planungsdaten auf das dreidimensionale Kniegelenk nur bedingt möglich. Die anschließende Bestimmung der Insertionspunkte wird intraoperativ mit Zielmessgeräten vorgenommen, meist erfolgt nach initialer Markierung mit einem Kirschnerdraht das Überfräsen mit kanülierten Bohrern.

Obwohl diese theoretische Übereinstimmung für die Positionierung der Insertionspunkte besteht, ist die nicht korrekte Platzierung der Bohrkanäle für den Kreuzbandersatz Hauptursache von Revisionen, sie betreffen zwischen 10% bis 25% der Patienten [5, 8]. Für Reinstabilitäten sind die „technical failures" Hauptursache. Je nach Autor schwanken sie zwischen 92% [30], 70% [7] und 60% [15]. Ca. 80% der „technical failures", die eine Revision nach VKB-Ersatz und erneuter Instabilität erforderlich machen, werden durch falsche Kanallage für die Ersatztransplantate bedingt [7, 15, 25, 30, 32, 34].

Das Auffinden der korrekten Insertionsstellen muss ein echtes intraoperatives Problem darstellen, anders ist die Diskrepanz zwischen dem theoretischen Konsens über die Insertionspunkte und der hohen Zahl der Fehlplatzierungen nicht zu erklären. Hierbei scheinen tibial und femoral gleichermaßen Schwierigkeiten bei der korrekten Lagebestimmung aufzutreten. Kohn und Mitarbeiter [20] beschreiben, dass bei einem Arthroskopiekurs für Fortgeschrittene nach Anleitung und Video zur Positionierung des Kreuzbandersatzes insgesamt nur 4 richtige Platzierungen bei vorgenommenen 24 VKB-Rekonstruktionen erzielt wurden. Eine Ursache liegt darin, dass die Weichteilstrukturen, d. h. vermeintliche Insertionsstellen oder Stümpfe des ehemaligen VKB's, als Referenz herangezogen werden, obwohl diese wenig geeignet sind, die Insertionspunkte für den Kreuzbandersatz zu planen. Als Referenz für die Planung sind die Knochenstrukturen einzusetzen [4, 9, 12, 18, 25, 26]. Ferner bleiben bei den meisten Rekonstruktionsverfahren für den VKB-Ersatz die pathologische Biomechanik des instabilen Gelenkes unberücksichtigt. Das VKB-verletzte Gelenk weist eine vermehrte Überstreckbarkeit und pathologische Rotationsausmaße auf.

Daher erfolgt seit 1991 in unserer Klinik in Marburg die Planung der Insertionsstellen für den VKB-Ersatz anhand der Überstreckaufnahme der unverletzten Gegenseite im seitlichen Strahlengang; durch dieses Vorgehen werden die pathologische Hyperextension und vermehrte Rotationskomponente auf der instabilen Seite bei der Planung ausgeschlossen und die exakte Relation zwischen distalem Femur und proximaler Tibia in der physiologischen Gelenkposition beschrieben [12]. Bei Nachuntersuchungen (MRT, ASK, konventionelle Röntgenuntersuchung) zeigte sich jedoch auch bei diesem Vorgehen ein erstgradiges Impingementsyndrom nach Howell und Taylor in über 40% der Fälle [35].

Als eine der Ursachen sehen wir, da auch bei diesem Vorgehen die Planung an einem zweidimensionalen Bild erfolgt, dass wichtige knöcherne Strukturen, wie z. B. die Notchform, hierbei nicht ausreichend berücksichtigt werden. Daher haben wir ein Verfahren entwickelt, das eine exakte präoperative Planung in einem dreidimenensionalen Datensatz ermöglicht [27]. Da knöcherne Strukturen am besten in einer CT abgebildet werden, stellt die CT-basierte Planung die Grundlage für diese Technik dar.

Op-Technik des VKB-Ersatzes mit dem CASPAR-System

Das Computertomogramm beider Kniegelenke in Überstreckstellung bildet den Ausgangspunkt der Planung mit dem CASPAR-System (Computer-Assisted Surgery Planning And Robotics); in diesem können die Insertionspunte des VKB als dreidimensionale, knöcherne Strukturen dargestellt und nach dem Matchingprozess die Planung der Insertionspunkte des VKB-Ersatzes an einem in physiologischer Stellung sich befindenden Gelenk vollzogen werden. Nach dem Einlesen der CT-Datensätze in die Planungsstation können die Bohrkanäle entweder durch freie Navigation im dreidimensionalen Datensatz oder mit Hilfe von an den Knochen anzupassenden Schablonen bestimmt werden. Während des eigentlichen chirurgischen Eingriffs fräst der Roboter die zuvor definierten Kanäle für den VKB-Ersatz in den immobilisierten Knochen. Der Bandersatz (Transplantat, Fixation, Verdrehung, Vorspannung, etc.) kann jeweils in der hauseigenen Technik vorgenommen werden [24, 27]. Auch rein arthroskopisch ist das Verfahren umsetzbar [6].

Damit der Roboter intraoperativ die knöchernen Strukturen erkennt, werden der distale Femur und die proximale Tibia durch jeweils einen Pin markiert; diese dienen als Referenzsystem und werden vor der CT-Aufnahme in den Knochen eingesetzt. Wir platzieren diese beiden rigid bodies in Lokal- oder periduraler Katheteranästhesie, wobei letztes Verfahren nicht nur eine beschwerdefreie Pinpositionierung, sondern auch die freie Hyperextension in der CT und eine schmerzarme Rehabilitation in der Initialphase ermöglicht. Da diese fiducials in der CT und vom Roboter vermessen werden können, da die Lage der Bohrkanäle relativ zu den Pins aus der Planung bekannt ist, kann der Roboter intraoperativ die durch die Planung definierte Bohrkanalposition hochpräzise umsetzen. Bei einer Fehlersimulation zeigten sich maximale Abweichungen von weniger als 0,8 mm. In den distalen Femur und die proximale Tibia setzten wir bei den ersten Patienten je zwei Pins, auf die Verlängerungen mit jeweils zwei Registierungspunkten aufgesetzt wurden. Durch diese vier Messpunkte ist die dreidimensionale Orientierung möglich [24]. Nach Überarbeitung der software und Optimierung des intraoperativen Registrierungsprozesses ist heute nur noch jeweils ein Pin erforderlich. Um die Implantation zu vereinfachen, wurde dieser fidual mit einem selbstschneidenden Gewinde versehen und ist durch eine Zackenunterlegscheibe drehstabil zu befestigen. Auf diese Pins werden Registerkreuze aufgeschraubt, die je vier Messpunkte aufweisen. Die CT-Untersuchung erfolgt nach einem festgelegten Protokoll und die Datenübertragung zum Planungsrechner online. Ein Registrierstab ermöglicht die Analyse von Patientenbewegungen während der CT und eine spezielle Lagerungsschiene gewährleistet eine definierte Position beider Beine.

Prinzip der Planung des femoralen Bohrkanals

Im Vordergrund der Planungsstrategie mit dem CASPAR-System steht, dass der Chirurg bei der Bestimmung der Bohrkanäle vom computergestützten System nicht eingeschränkt werden sollte, und dass daher durch freie Navigation im dreidimensionalen CT-Datensatz die Insertionspunkte festgelegt werden können. Hierfür werden femoral zwei Methoden bereitgestellt, mit deren Hilfe reproduzierbare Planungen durchgeführt werden können. Bei der ersten Planungsart können Schablonentechniken, modifiziert nach der Originaltechnik von Hertel und Bernard [4, 15], eingesetzt und die durch Verhältnisse definierten Lagepunkte eingegeben werden. Als Beispiel dient die Quadrantenmethode mit den Verhältnissen von 25%. Hierbei ist jedoch grundsätzlich zu bedenken, dass die Grundlage dieses Verfahrens eine rein anatomische Studie des originären VKB-Ansatzpunktes und keine biomechanische Studie darstellt; die Übertragung dieser Ergebnisse auf das zweidimensionale Röntgenbild in Seiteinstellung ist kritisch zu diskutieren. Als zweite Technik ist die freie Navigation im dreidimensionalen Datensatz möglich; hier dienen als Orientierung die Platzierungstechniken analog der Zielmessgeräte, wobei der 2–3 mm breite dorsale Steg geplant und durch das dreidimensionale Betrachten der Scans beurteilt werden kann. Hier kann eine individuelle arthrometrische Positionierung bestimmt, Notchbesonderheiten können berücksichtigt werden [29] und die Positionierung entspricht der zuvor von Fu [9] beschriebenen Position.

Prinzip der Planung des tibialen Bohrkanals

Die Positionierung der anterioren Kante des tibialen Bohrkanals ist durch den Kreuzungspunkt der Blumensaatlinie entlang des Daches der Intercondylargrube des Femurs und der Tibiaplateaulinie in Überstreckstellung des Kniegelenkes definiert und hängt somit auch von der relativen Lage der Tibia zum Femur ab [18, 26]. Als Referenz muss die Lagebeziehung zwischen Femur und Tibia in physiologischer Hyperextensionsstellung des Knies dienen, d.h. die Situation wie sich diese vor dem Riss des VKB's darstellte. Da eine pathologische Hyperextension nach dem isolierten Defekt des VKB und eine vermehrte rotatorische Komponente biomechanisch nachweisbar ist, ist die Hyperextensionsstellung des kranken Beines als Vorlage für die gewünschte Referenzlage zwischen Femur und Tibia nicht geeignet. Die beste Vorlage für eine physiologische Hyperextensionsstellung auf der kranken Seite liefert die gesunde Seite, ein stabiles Knie auf der gesunden Seite vorausgesetzt. Teitz [33] konnte auch nachweisen, dass von Seiten der anatomischen Parameter keine signifikanten Seitenunterschiede bestehen. Analysen der ersten CT-Planungen in unserem Patientenkollektiv zeigten ebenfalls keine signifikanten Seitenunterschiede bei über 20 bestimmten Parametern [24].

Die präoperative Planung mit dem CASPAR-System basiert unter Berücksichtigung der oben beschriebenen Problematik auf der Einbeziehung der gesunden Seite für die Festlegung des tibialen Bohrkanals. Der Insertionspunkt ist in der seitlichen Aufsicht durch den Schnittpunkt der Blumensaatlinie mit dem Tibiaplateau in Hyperextension bestimmt; die Lage des Insertionspunktes in der ap-Aufsicht wird in Bezug zur Eminentia intercondylaris medialis festgelegt. Durch ein interaktives Matching wird die tibiale Planung dann von der stabilen auf die verletzte Seite übertragen.

Planungsablauf

Nach dem Einlesen der online übermittelten CT-Daten wird die Position der Pins in der CT vermessen. Durch die Analyse der Segmentierung werden Bewegungen des Patienten während der CT ausgeschlossen, die die Planungsgenauigkeit beeinflussen könnten. Als nächsten Schritt werden durch das Übereinanderschieben der CT-Scans, zuerst femoral, dann tibial beide Kniegelenke in ihre Normallage gebracht, die so genannte Kalibrierung. Nun kann das interaktive Matching durchgeführt werden, bei dem die Lagedifferenz zwischen den Tibiae auf der gesunden und der kranken Seite relativ zum normierten Femur bestimmt wird. Die daraus resultierende Transformation wird eingesetzt, um die Blumensaatlinie der kranken Seite so zu modifizieren, dass sie die Verhältnisse der gesunden Seite widerspiegelt. Nun werden die Insertionspunkte wie oben beschrieben festgelegt und die Richtung der Bohrkanäle interaktiv bestimmt (Abb. 1–4). Individuell können Bohrkanaldurchmesser (9–12 mm), Bohrkanallänge und femoral auch die Bohrrichtung (inside-outside oder outside-inside) gewählt werden. Durch das virtuelle Markieren der lateralen und medialen Innenseite des Notchs können Wall-Impingementsyndrome vermieden werden. Mögliche Kollisionen der vom Roboter abzufahrenden Trajektorien mit den Condylen oder den Pins werden angezeigt. Ein individuelles Planungsprotokoll wird angelegt und zur Dokumentation

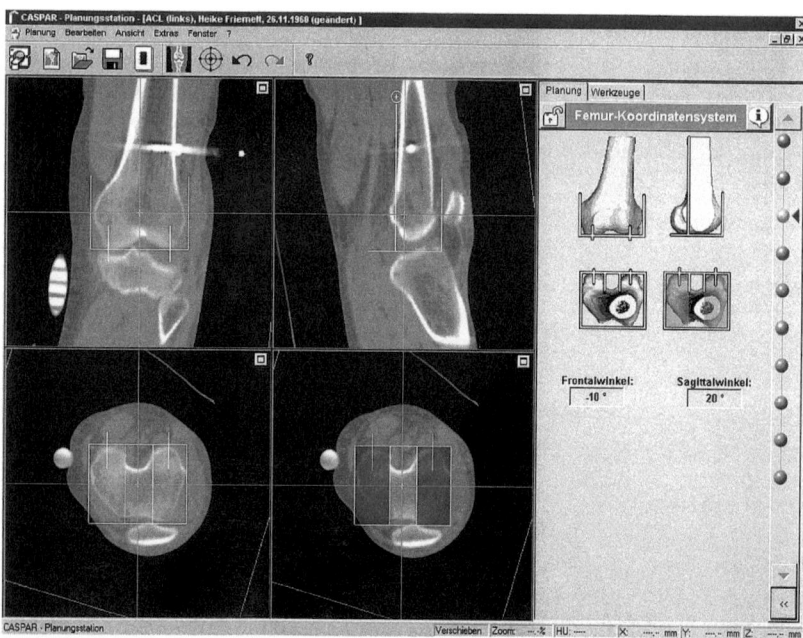

Abb. 1. Im Rahmen des femoralen Kalibrierungsvorgehens zur Beschreibung des Femurs im dreidimensionalen Datensatz wird die Achse, die epicondyläre Breite und die Condylentiefe bestimmt. Die mediale als auch die laterale Innenseite der Notch werden markiert, um in späteren Planungsschritten Wallimpingementsyndrome zu vermeiden

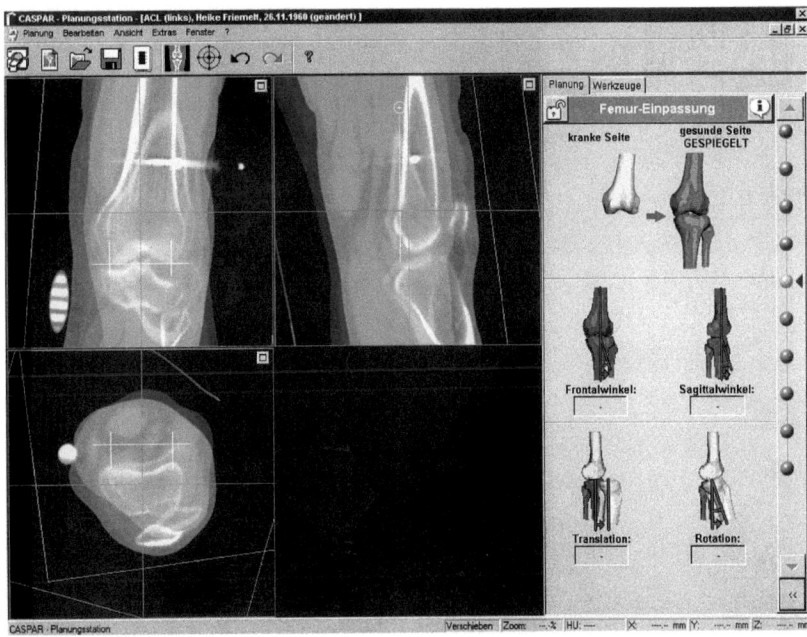

Abb. 2. Femoraler Matchingprozess, deutlich ist bei dieser Patientin mit einer geraden lateralen Instabilität im Seitenvergleich die pathologische Hyperextension und Rotation neben der spontanen lateralen Aufklappbarkeit des Gelenkes zu erkennen. Durch das interaktive Matching kann die präoperative Planung auf der gesunden Gegenseite zur arthrometrischen Positionierung der Bohrkanalanlage auf der instabilen Seite übertragen werden

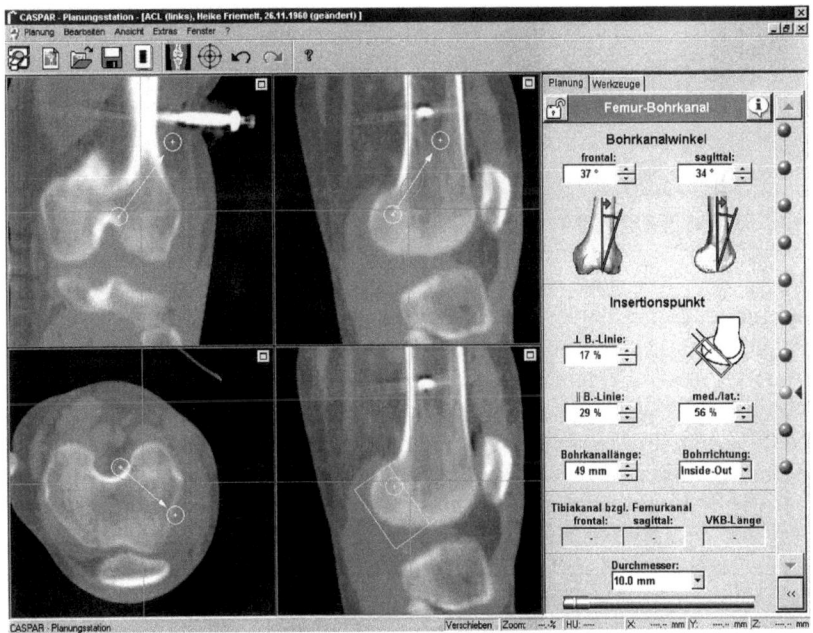

Abb. 3. Der femorale Insertionspunkt wird in die arthrometrische Position im dreidimensionalen Datensatz navigiert, Bohrkanaldurchmesser sowie -länge festgelegt und der Bohrkanal nach proximal zwischen 13 und 14 Uhr ausgeleitet

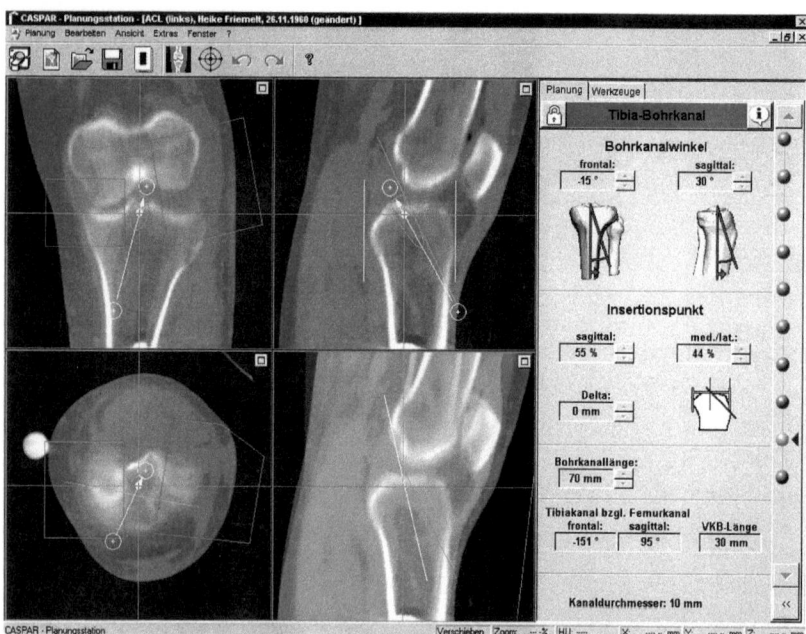

Abb. 4. Planung des tibialen Bohrkanales, Orientierung an der Blumensaatschen Linie und der Eminentia intercondylaris medialis. Die roten Rechtecke stellen Felder dar, die bei vorausgegangenen Planungsschritten markiert wurden, um Graftimpingementsyndrome zu vermeiden

in den Akten ausgedruckt. Vor Speicherung der Daten erfolgt eine Plausibilitätskontrolle und dann werden die Planungsdaten auf einer PC-Card gespeichert, mit deren Hilfe die Daten auf den im Operationssaal stehenden Roboter übertragen werden.

Ablauf der Operation

Nach der Diagnosesicherung gliedert sich das operative Vorgehen in das Setzen der Pins, der CT-Diagnostik sowie präoperativen Planung und der eigentlichen Rekonstruktion des VKB mit dem CASPAR-System. Das Setzen der fiducuals erfolgt in Lokalanästhesie, 3 in 1-Blockade oder Periduralanästhesie. Wir bevorzugen hierbei die Katheterverfahren, da hierbei nicht nur für die CT-Untersuchuchung eine schmerzfreie Hyperextension erzielt, sondern auch für die Rehabilitation die Schmerztherapie gesteuert werden kann. Der tibiale Pin wird ca. 6 cm unterhalb des medialen Gelenkspaltes auf der Höhe der Tuberositas tibiae in der Mitte zwischen Tibiavorderkante und der dorsalen Tibiakante gelegt. Durch dieses Vorgehen kann die Fixation des VKB-Ersatzes tibial über denselben Zugang, ggf. mit einer geringfügigen Erweiterung erfolgen. Femoral erfolgt die Positionierung ca. 8 cm oberhalb des lateralen Gelenkspaltes in der Mitte der lateralen Femurcorticalis. Somit stimmt auch bei dieser Pinanlage der femorale Austritts- bzw. Eintrittspunkt des Bohrkanales mit der Stichincision für die femorale Referenzierungsschraube überein. Bei der nachfolgenden computerassistierten Planung werden Interaktionen zwischen Referenzierungsschrauben und Bohrbahnen vermieden.

Unmittelbar anschließend erfolgt die CT-Untersuchung beider Kniegelenke in Überstreckstellung in einer speziellen Lagerungsschiene. Durch einen Segmentierungsstab werden Bewegungen registriert. Die CT-Datensätze werden online in das Planungszimmer übertragen. Der Operateur führt am Abend vor dem Eingriff oder bei einzeitigem Vorgehen unmittelbar nach der CT und vor der Operation die präoperative Planung in oben beschriebener Technik durch. Diese Daten werden auf einer PC-Karte abgespeichert und dann in den Operationssaal zum Roboter gebracht.

Zur unmittelbaren Vorbereitung der Operation gehört die Lagerung des Patienten mit Hilfe einer Fußplatte und einem speziellen Fußschuh für die Lagerung während der Operationsschritte, die ohne das CASPAR-System durchgeführt werden. Nach dem sterilen Abdecken des Roboters, dem Kalibrieren der Werkzeuge, dem Einlesen und Überprüfen der Planungsdaten führen am relaxierten Patienten eine erneute klinische Stabilitätsuntersuchung sowie eine Stabilitätsmessung mit dem KT 1000 S durch, die postoperativ zur Qualitäts- und Stabilitätsdokumentation wiederholt wird. Arthroskopisch werden Begleitverletzungen ausgeschlossen oder ggf. behandelt. Danach wird das Kniegelenk in einer speziellen Condylenklemme fixiert, wobei eine Winkelstellung von ca. 100° angestrebt wird. Initial wurde eine Fixation tibial und femoral vorgenommen, heute ist lediglich eine Einspannung für die VKB-Rekonstruktion femoral erforderlich. Es erfolgt nach dem Anbringen des mechanischen Bewegungssensors oder alternativ einer optischen Bewegungsüberwachung mit einem Navigationssystem. Nach der Registrierung der Tibia wird der tibiale fidicual entfernt und das Bohren des tibialen Tunnels mit einer wassergekühlten Diamanthohlschleife erfolgt. Die Bohrstanze wird zum Auffüllen der Hebedefekte nach Patellarsehnenentnahmen eingesetzt. Im

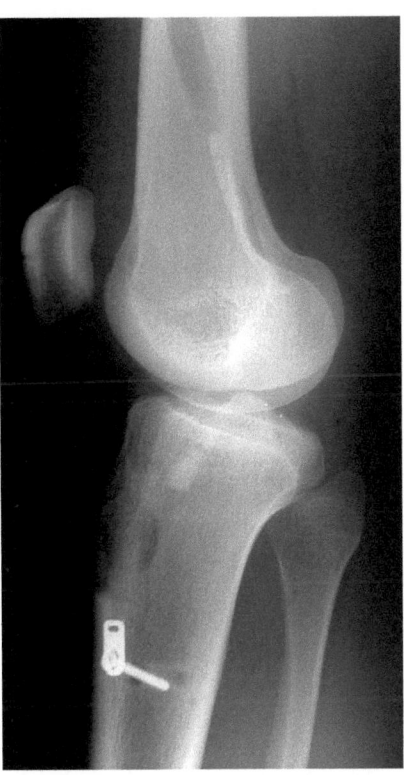

Abb. 6. Die postoperative Röntgenkontrolle eines rechten Kniegelenkes in Überstreckstellung im seitlichen Strahlengang dokumentiert eine impingementfreie Transplantatlage in arthrometrischer Position

Anschluss wird das Femur registriert, der Pin wird entfernt, der femorale Tunnel analog zum tibialen Vorgehen gebohrt und die femorale Bohrstanze herausgenommen (Abb. 5).

Nach dem Fräsvorgang mit dem CASPAR-Roboter wird das Kniegelenk aus der Halterung gelöst, die Einspannvorrichtung und der Roboter wird vom Op-Tisch entfernt. Das Ersatztransplantat für den VKB-Ersatz wird in der hauseigenen Technik gewonnen, präpariert, eingezogen und fixiert. Die Beendigung der Operation erfolgt entsprechend der gewählten Technik (arthroskopisch, arthroskopisch assistiert, Miniarthrotomie). Noch mit Muskelrelaxation führen wir eine seitliche Überstreckaufnahme des rekonstruierten Gelenkes durch, um die impingementfreie Lage des Transplantates zu dokumentieren (Abb. 6). Zur Nachbereitung der Operation gehören das Erstellen des Protokolls der Operation, Ausdruck der Planungsskizze und die Archivierung aller Planungsdaten.

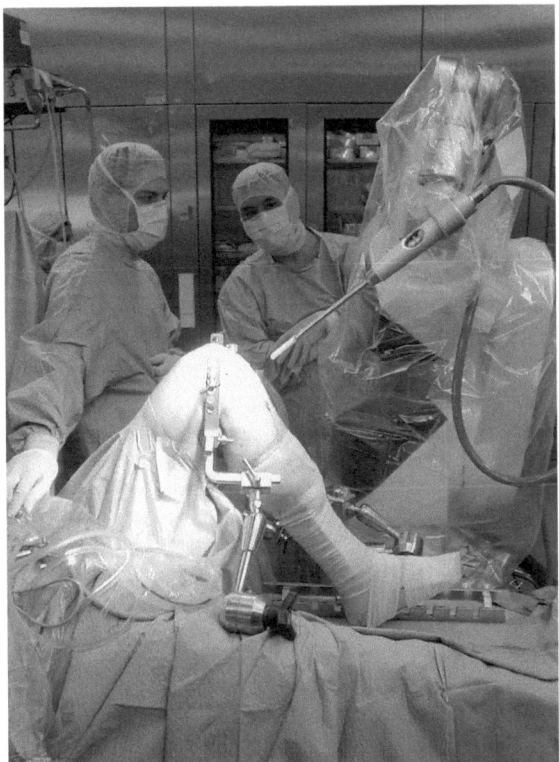

Abb. 5. Nach dem Fräsen des femoralen Kanales mittels einer wassergekühlten Diamant-beschichteten Hohlschleife mit dem CASPAR-System wird unter Sog die femorale Stanze extrahiert. Abgebildet hier die zweite Condylenklemmenversion mit alleiniger Fixation des distalen Femurs

Erste Ergebnisse

Von April 1999 bis Juni 2000 wurden 94 Patienten mit VKB-Läsionen mit der oben beschriebenen Operationstechnik versorgt. Hierbei handelt es sich um 28 weibliche und 66 männliche Patienten mit einem Durchschnittsalter von 29,7 (17-54) Jahren. Die Verletzungen waren in 50 Fällen auf der linken und in 44 Fällen auf der rechten Seite lokalisiert. Bei 61 Patienten lag eine frische Instabilität vor, bei 33 bestand eine chronische Instabilität und in 7 Fällen wurde eine Revision nach vorausgegangener Stabilisierung vorgenommen. Bei 63 Patienten lag eine isolierte vordere, bei 22 eine anteromediale, bei 6 eine anterolaterale und posterolaterale und bei 3 Patienten eine gerade Instabilität vor. Bei den Frischverletzten wurde die Versorgung durchschnittlich nach einer kurzfristigen präoperativen Rehabilitationsphase 1 Woche nach dem Unfall vorgenommen. Voraussetzung waren hierfür eine freie Extension, gute Innervation der Oberschenkelstreckmuskulatur und ein nur noch gering nachweisbarer Schwellungszustand des Kniegelenkes. Die durchschnittliche Operationsdauer hat sich um ca. 30 Minuten verlängert. Dabei ist jedoch zu berücksichtigen, dass auch durch entsprechende Hospitationen und Dokumentationsmassnahmen der neuen Operationstechnik der Ablauf beeinflusst wurde. Bei der Analyse der Operationszeiten stellt sich eine deutliche Lernkurve dar, die letzten Operationszeiten waren nur ca. 15 Minuten verlängert im Vergleich zu der zuvor ausgeübten konventionellen Technik. Die Bohrung des Kanales mit der wassergekühlten Diamanthohlschleife verlief unauffällig; die Fräszeiten betrugen tibial durchschnittlich 3 (2-5) und femoral 4 (3-8) Minuten. In nur einem Fall konnte eine oberflächliche Verletzung des synovialen Überzuges des hinteren Kreuzbandes festgestellt werden, ansonsten traten keine Irritationen des hinteren Kreuzbandes auf. Bei den durchgeführten KT 1000 S-Messungen präoperativ im Seitenvergleich betrug die Differenz durchschnittlich 9 (6-16) mm. Bei der intraoperativen Messung vor der Rekonstruktion war die ap-Translation auf der betroffenen Seite durchschnittlich 19 mm bei einer Spanne von 14-27 mm. Postoperativ war der Durchschnittswert 6 mm bei einer Messbreite von 3-8 mm. Bei den unmittelbar postoperativ durchgeführten Röntgenaufnahmen zeigte sich in keinem Falle ein knöchernes Transplantatimpingement.

Bei der Analyse der Genauigkeit der Bohrkanäle stellten sich nur geringe Abweichungen zwischen der geplanten und der vom Roboter intraoperativ bei der Kanalfräsung registrierten Bohrbahn dar. Die Fräsung erfolgte hochpräzis. Der durchschnittliche tibiale Registrierungsfehler lag bei 0,3 mm und femoral bei 0,6 mm. Bei den CASPAR-assoziierten Problemen fanden sich bei einem Totalausstieg des Systems vor der Operation in keinem Fall schwerwiegende intraoperative Probleme. Bei vier Patienten traten Schwierigkeiten bei der femoralen Registrierung auf. In 2 Fällen konnten die berechneten Bohrkanäle manuell mit der Hohlschleife beendet werden, in zweiten Fällen musste der femorale Kanal mit dem Zielgerät gelegt werden. Ursächlich hierfür fand sich die Pinpositionierung. Bei der initialen zwei Pinmethode waren die Schrauben lediglich monocortical implantiert, hierüber bewirkten Zugkräfte des Tractus iliotibialis femoris Lageveränderungen. Seit der Einführung der Pinmethode mit bicorticaler Implantation der Registrierschraube trat dieses femorale Registrierungsproblem nicht mehr auf. Bei zwei Patienten wurde ein Abbruch des femoralen Bohrvorganges durch iatrogene Irritationen verursacht. Bei zwei weiteren Patienten zeigten sich in der Frühphase passagere Wundheilungsstörungen an den tibialen Einbringungsstellen. In zwei weiteren Fällen kam es zu oberflächlicher Kollision mit dem medialen Femurcondylus und dem unteren Patellapol. Diese Komplikationen wurde durch die intraoperative Winkelstellung des Kniegelenkes bedingt und führten zu Änderungen an der software. Nachdem es möglich wurde, mit dem Roboter nach Anbringung der Hohlschleife diese mit der Hand bis an den Insertionspunkt heranzufahren, traten die beschriebenen Probleme nicht mehr auf. Sollte es hierbei zu einer Berührung mit dem unteren Patellapol (bei Patellatiefstand) oder des medialen Femurcondylus kommen, wird der Bohrvorgang nicht gestartet. Die Winkelstellung des Gelenkes wird in der Einspannvorrichtung so verändert, dass eine Irritation nicht mehr auftreten kann, und die Registrierung wird wiederholt. Seit dieser Modifikation der software kam es im weiteren Verlauf zu keiner erneuten Fräsverletzung am unteren Patellapol und der medialen Femurcondyle. Bis auf die dargestellten Probleme kam es zu keinen weiteren Schwierigkeiten beim Einsatz des CASPAR-Systems bei der Rekonstruktion des VKB. Bei 2 Patienten trat durch erneute adäquate Traumen eine erneute VKB-Insuffizienz auf, bei einer Patientin fanden wir eine erneute Instabilität ohne fassbare Kausalität. Ein Patient musste auf Grund eines Kniegelenkempyems revidiert werden, hier fand sich nach dem zweizeitigen Reersatz eine bandstabile Situation. Bei einem Patienten fanden wir postoperativ am 5. Tag eine oberflächliche Venenthrombose.

Aus den durchgeführten Nachuntersuchungen aus unserem Patientenkollektiv möchten wir die Patienten mit einer frischen isolierten VKB-Läsion herausgreifen, die mindestens 16 Monaten (16–24 Monate, durchschnittlich 18,7 Monate) nach der operativen Versorgung zum follow-up erschienen. Es handelt sich hierbei um 36 Patienten. Da wir eine Augmentationstechnik angewandt haben, führten wir eine Entfernung des Trevirabandes, der Befestigungsmaterialien und eine Kontrollarthroskopie durch. Das Scoring erfolgte mit dem IKDC-Score. Diese Kriterien wurden durch eine Verlaufs-MRT-Untersuchung ergänzt.

Bei den Scorewerten fand sich in der Gruppe 1 (Patientenzufriedenheit) ein Level A in 16 und B in 15 Patienten. Das Aktivitätsniveau war in 15 Fällen genauso hoch wie vor dem Ersatz (A) und in 15 Fällen nur gering reduziert (B). Bei der Analyse der Gruppe 2 berichteten 20 Patienten von keinen Schmerzen (A) und 12 von Schmerzen, die nur unter starker Belastung auftreten (B). Keine Schwellneigung bestand in 21 Fällen (A), eine geringe bei 12 Patienten (B). Über ein subjektiv stabiles Gelenk berichteten 22 Patienten (A), 2 gaben an, unter Belastung eine Instabilität zu verspüren (C). Bei der Bestimmung des Bewegungsausmaßes wiesen 34 Patienten eine freie Streckung auf (A), 2 zeigten eine geringe Beeinträchtigung (B). Die Beugung war bei 21 Patienten uneingeschränkt (A), bei 15 gering eingeschränkt (B). Bei der Stabilitätsuntersuchung mit dem Arthrometer KT 1000 bestand bei der maximalen manuellen Schublade eine Seitendifferenz von bis 2 mm bei 16 (A), bis 4 mm bei 17 (B), bis 6 mm bei 2 und über 6 mm (D) bei 1 Patienten. Das Gesamtscoring weis einen Wert von A bei 10, von B bei 21, von C bei 4 und von D bei einem Patienten auf. Somit bestand bei 86% der nachuntersuchten Patienten ein gutes oder sehr gutes Ergebnis. Bei der MRT-Analyse konnte bei keinem der Patienten ein Transplantatimpingement aufgezeigt werden.

Diskusssion

Bei kritischen Analysen von Patienten, bei denen ein konventioneller VKB-Ersatz durchgeführt wurde, zeigt sich, dass in ca. 20% Revisionseingriffe – meist durch Fehlplatzierungen verursacht – erforderlich wurden. In unserem eigenen Patientenkollektiv fanden wir trotz Planung an der contralateralen Seite und intraoperativer Umsetzung mit Zielgeräten ein nicht revisionsbedürftiges Transplantatimpingement ersten Grades von über 40% [35]. Die falsche Kanalpositionierung ist die Hauptursache für schlechte Ausheilungsergebnisse [5, 7–9, 15, 25, 32, 34]. Somit stellt die exakte Positionierung des VKB-Ersatzes ein echtes Problem dar, das nicht nur für den einzelnen betroffenen Patienten, sondern auch volkswirtschaftlich bei ca. 100 000 VKB-Läsionen pro Jahr eine erhebliche Bedeutung aufweist. Vor diesem Hintergrund sehen wir die von uns entwickelte präoperative computergestützte Planung und intraoperative Umsetzung mit einem Operationsroboter als einen Weg, diese Problematik zu lösen [27]. Die erhöhten Kosten und der vermehrte Aufwand für den CASPAR-assistierten VKB-Ersatz ist auch in diesem Kontext zu sehen.

Nach der Systemeinführung konnten durch Veränderungen an der software anfängliche Schwierigkeiten nahezu vollständig eliminiert werden. Die Reduzierung der Planungspins von vier auf zwei ist für den Patienten mit einer deutlichen Komfortverbesserung verbunden. Die Optimierung der Haltevorrichtung des Kniegelenkes auf eine alleinige Fixation der Femurcondylen durch eine spezielle Klemmvorrichtung verringert den intraoperativen Aufwand, verkürzt somit die Operationsdauer und reduziert die postoperativen Schmerzen.

Als Werkzeug zur Kanalanlage hat sich der Einsatz der wassergekühlten Hohlschleifen bewährt. Zum einen sind die Scherkräfte dieser Hohlschleife intraoperativ geringer als bei normalen Bohrern, zum anderen gestattet dieses Vorgehen auch bei intraoperativen Problemen wie Abbruch durch iatrogene Irritationen des Bewegungssensors, Stromausfall oder Hard- bzw. software-Defekten eine manuelle Fortführung der Fräsung auf der zuvor festgelegten Bahn. Der Bohrkanal weist bei diesem Vorgehen keine thermische Schädigung auf, wie dies schon aus dem Einsatz mit dem DBCS-System bekannt ist. Somit ist eine ungestörte biologische Einheilung des BTB-Graftes gewährleistet.

Zusätzlich bietet sich über dieses Vorgehen noch der weitere Vorteil an, dass die Knochenzylinder ein präzises Einpassen des Transplantates bei analoger Hebe- oder Bearbeitungstechnik des graftes gewährleisten. Setzt man z. B. auch Rundschleifen für die Transplantathebung ein, z. B. wie bei der Technik nach Boszotta oder durch den direkten Einsatz der Hohlschleife, resultieren durch die Defektausfüllungen mit der Bohrstanze eine optimale Auffüllung der Bohrkanäle bzw. nahezu keine Irritationen im Entnahmelager.

Im Gegensatz zu der intraoperativen Navigation an einem instabilen Gelenk ist durch die Planung an der bandstabilen Gegenseite die Gelenkstellung, die Relation zwischen Femurrolle und tibialen Gleitlager definiert [27, 28, 31]. Hieraus resultiert eine sehr hohe Genauigkeit der Transplantatpositionierung bei physiologischer Gelenkmechanik. Gerade bei komplexen Bandinstabilitäten wird sich dieses das CASPAR-System kennzeichnende Vorgehen in Zukunft auszeichnen können. Durch eine umfangreiche Datenanalyse gilt es die Bohrkanalplatzierungen zu untersuchen, um bei ggf. vorhandenen beidseitigen Kniebandinstabilitäten auch eine exakte Planung mit dem CASPAR-System durchführen zu können. Durch eine präoperative Messung des Femurachwinkels und des Notchweitenindex können pathologische Indices ermittelt werden; somit kann in diesen Ausnahmefällen die Indikation zur Notchplastik und deren Ausmaß bereits vor Operationsbeginn festgelegt werden [9, 29]. Somit können negative Auswirkungen auf des retropatellare Gleitlager reduziert werden [21].

Als nachteilig ist die durch die CT-Vermessung bedingte Strahlenbelastung anzusehen. Zwar konnte die Anzahl der einzelnen Scans reduziert werden, aber dennoch wäre eine Planung an MRT-Scans wünschenswert, da durch dieses Schnittbildverfahren die präoperative Diagnostik verfeinert würde und die anatomischen Insertionsstellen des VKB am knöchernen Skelett erkannt werden könnten. Als Zukunftsvision wäre die Planung im dynamischen MRT mit anschließender Lagesimulation zu erwähnen. Als ein weiterer Entwicklungspunkt ist die pinlose Registrierung aufzuführen. Hierdurch könnte die präoperative Pinplatzierung vermieden werden.

Die passagere Einspannung des Gelenkes stellt eine Grundvoraussetzung für die hohe Präzision beim VKB-Ersatz mit dem CASPAR-System dar. Insertionspunkt und Kanalrichtung werden am immobilisierten Knochen, wie bei der präoperativen Planung festgelegt, gefräst. Bei navigierten Operationsverfahren werden die Insertionsstellen durch Kirschnerdrähte markiert, jedoch stellen sich trotz korrekter Wahl des Eintrittspunktes oft erhebliche Abweichungen beim Austrittspunkt dar. Höher [17] fand bei einer Machbarkeitsstudie an Kadaverkniegelenken Abweichungen zwischen geplanter Austrittsstelle und tatsächlicher Austrittsstelle von bis zu 8 mm. Bei den navigierten Operationstechniken ist die fehlende Einspannvorrichtung mit der Möglichkeit der intraoperativen computer-berechneten Simulation des Transplantatverlaufes als Vorteil [9, 28] zu nennen. Hervorzuheben ist als entscheidender Nachteil, dass jedoch auch diese Simulation am instabilen Gelenk mit pathologischem Bewegungsausmaß und nicht definierter Gelenkposition erfolgt. Je ausgeprägter die Instabilität ist, desto größer wird die Abweichung von der arthrometrischen Platzierung ausfallen. Als eine zukunftsweisende Technik dürfte die präoperative Planung an der Gegenseite mit einer intraoperativen navigierten Insertionspunktbestimmung zu sehen sein. Inwieweit die hohe Genauigkeit der Bohrkanalapplikation, wie sie mit dem CASPAR-System gelingt, mit navigierten Methoden erreicht werden kann, ist jedoch zu bezweifeln.

Ein weiterer Diskussionspunkt stellt die Möglichkeit der freien Navigation bei der computerassistierten Planung mit dem CASPAR-System dar. Dieses Vorgehen erlaubt auch individuelle Planungsfehler. Werden im Rahmen der präoperativen Planung vom Chirurgen oder Orthopäden Insertionspunkte gewählt, die keine arthrometrische Bohrkanalplatzierung gewährleisten, so werden diese auch von dem Roboter gefräst. Diese Fehlplatzierungen sind dann jedoch ebenso technische Fehler, wie diese bei der konventionellen Technik auftreten. Daher erarbeiten wir zur Zeit durch anatomische und biomechanische Studien eine standardisierte dreidimensionale Planung, die die funktionelle Isometrie des VKB-Ersatzes gewährleistet und so in den Planungsablauf integriert werden kann, dass Fehlpositionierungen vermieden werden [24].

Zusammenfassung

Durch den Einsatz der computerassistierten präoperativen Planung und eine CT-Evaluierung der Kniegelenke mit dem Übertragen der die VKB-Ersatztransplantatpositionierung definierenden Parameter von der bandstabilen gesunden auf die bandinstabile verletzte Seite ist die präzise Anlage der Bohrkanäle möglich. Ein Notch- bzw. Wallimpingement des Transplantates wird vermieden. Der Einsatz eines Operationsroboters für die Kanalfräsung in einem durch eine spezielle Haltevorrichtung immobilisierten Kniegelenk gewährleistet die exakte Umsetzung der präoperativen Planung. Unterschiedliche Operationstechniken sind durch frei wählbare Bohrrichtungen, Kanallängen- und Durchmesser umsetzbar. Die CASPAR-Operationsmethode wurde bisher an 94 Patienten ohne nennenswerte Komplikationen umgesetzt. Zusätzlich ist die exakte Dokumentation der Planung ein wichtiger Aspekt bei der Qualitätssicherung in der Unfallchirurgie. Bei den ersten nachuntersuchten Patienten mit einer isolierten VKB-Läsion (Follow-up mindestens 18 Monate) fand sich bei 31 der 36 Patienten eine gutes oder sehr gutes Ergebnis analog der IKDC-Klassifikation (Score A oder B). Somit hat sich dieses Verfahren selbst in der ersten Erprobungsphase nur bei geringen System-bedingten Komplikationen als eine praktikable Alternative gegenüber konventionellen Op-Techniken bewährt. Letztendlich werden nur prospektive Langzeitstudien nachweisen können, ob dieses Operationsverfahren Vorteile in der Behandlung der ligamentären Kniebandinstabilitäten gegenüber den etablierten Techniken für die Patienten bewirken kann.

Literatur

1. Aglietti P, Buzzi R, Zaccherotti G et al (1994) Patellar tendon versus doubled semitendinosus and gracilis tendons for anterior cruciate ligament reconstruction. Am J Sports Med 22:211
2. Amis A, Jakob RP (1998) Anterior cruciate ligament graft positioning, tensioning and twisting. Knee Surg Sports Traumatol Arthrosc 6(Suppl 1):2
3. Bach BR, Jones GT, Sweet FA et al (1994) Arthroscopy assisted anterior cruciate ligament reconstruction using patellar tendon substitution: Two-to four-year follow-up results. Am J Sports Med 22:758
4. Bernard M, Hertel P, Hornung H et al (1997) Femoral insertion of the ACL: Radiographic quadrant method. Am J Knee Surg 10:14
5. Brown C, Carson E (1999) Revision anterior cruciate ligament surgery. Clin J Sports Med 18:109
6. Butenschön K, Handke S, Ekkernkamp A (2001) Einsatz des CASPAR-Roboters bei der arthroskopischen vorderen Kreuzbandersatzplastik. 20. Steglitzer Unfalltagung, Berlin, 14. September 2001
7. DiStefano VJ (1995) Intraarticular ACL reconstruction: Mechanism of failure analyzed at revision surgery. Pennsylvania Orthopedic Meeting, Williamsburg, VA, April 6–8
8. Fithian DC, Leutzow WF (1997) Outcomes following ACL surgery. Sports Med Arthrosc Rev 5:68
9. Fu FH, Bennett CH, Ma CB et al (2000) Current trends in anterior cruciate ligament reconstruction. Part II: Operative procedures and clinical correlations. Am J Sports Med 28:124
10. Gillquist J (1996) Drill-hole reproducibility in ACL reconstruction. Sports Med Arthrosc Rev 4:342
11. Good L, Odensten M, Gillquist J (1994) Sagittal knee stability after anterior cruciate ligament reconstruction with a patellar tendon strip. A two year follow-up study. Am J Sports Med 22:518
12. Gotzen L, Petermann J (1994) Die Ruptur des vorderen Kreuzbandes beim Sportler. Chirurg 65:910
13. Grontvedt T, Engebretsen L, Benum P et al (1996) A prospective, randomized study of three operations for acute rupture of the anterior cruciate ligament. Five-year follow-up of one hundred and thirty-one patients. J Bone Joint Surg 78A:159
14. Harner CD, Marks PH, Fu FH et al (1994) Anterior cruciate ligament reconstruction: Endoscopic versus two-incision technique. Arthroscopy 10:502
15. Harner CD (1997) Revision anterior cruciate ligament reconstruction using fresh-frozen allograft tissue. Instructional Course 64th Annual American Academy of Orthopedic Surgeon Meeting, San Francisco, CA, February 13–17
16. Hertel P (1990) A new technique for ACL replacement. (Vortrag) 4th Congress of European Society for Knee Surgery and Arthroscopy, Stockholm
17. Höher J, Bäthis H, Shafizadeh S, Bouillon B (2001) Bildverstärkergestützte computerassistierte Navigation der Bohrkanäle bei der Rekonstruktion des vorderen Kreuzbandes. – Eine Machbarkeitsstudie am Leichenkniegelenk. 20. Steglitzer Unfalltagung, Berlin, 14. September 2001
18. Howell SM (1998) Principles for placing the tibial tunnel and avoiding roof impingement during reconstruction of a torn anterior cruciate ligament. Knee Surg Sports Traumatol Arthrosc 6(Suppl 1):49
19. Ishibashi Y, Rudy TW, Kim HS et al (1995) The effect of ACL graft fixation level on knee stability. Arthroscopy 11:373
20. Kohn D, Busche T, Carls J (1998) Drill hole position in endoscopic anterior cruciate ligament reconstruction. Results of an advanced arthroscopy course. Knee Surg Sports Traumatol Arthrosc 6(Suppl 1):13
21. LaPrade RF, Terry GC, Montgomery RD et al (1998) The effects of aggressive notchplasty on the normal knee in dogs. Am J Sports Med 26:193
22. Lobenhoffer P (1999) Kniebandverletzungen Teil II: Operative Therapie bei vorderer und hinterer Knieinstabilität. Chirurg 70:326
23. O'Neill DB (1996) Arthroscopically assisted reconstruction of the anterior cruciate ligament. A prospective randomized analysis of three techniques. J Bone Joint Surg 78A:803

24. Pashmineh Azar A, Krüger A, Petermann J, Gotzen L (2001) Experimentelle Grundlagen zur anatomisch-isometrischen Planung der Transplantattunnel mit dem CASPAR-System beim vorderen Kreuzbandersatz. 20. Steglitzer Unfalltagung, Berlin, 14. September 2001
25. Pässler HH (1997) Revisionseingriffe nach vorderer Kreuzbandoperation und neuerlicher Instabilität: Ursachenanalyse und taktisches Vorgehen. (Vortrag) DGU-Tagung, Berlin
26. Petermann J, Schleip T, Trus P et al (1998) Experimentelle Untersuchungen zum Notchimpingement bei vorderer Kreuzbandplastik. In: Rahmanzadeh R, Voigt C, Trabhardt S (Hrsg) Unfall-Chirurgie – Wandel in der Osteosynthesetechnik. Einhorn-Presse Verlag, Reinbek
27. Petermann J, Kober R, Heinze P et al (2000) Computerassisted planning and robotassisted surgery in anterior cruciate ligament reconstruction. Operat Techn Ortho 10:50
28. Sati M, Staeubli HU, Bourquin Y et al (2000) Clinical integration of computerassisted technology for arthroscopic anterior cruciate ligament reconstruktion. Operat Techn Ortho 10:40
29. Scuderi GR (1993) The femoral intercondylar roof angle. Am J Knee Surg 6:10
30. Schepsis A, Getelman M, Zimmer J (1995) Revision ACL reconstruction: Autograft vs. Allograft. Arthroscopy Association of North America Annual Meeting, San Francisco, CA, May 4–7
31. Südkamp NP, Haas NP (2000) Neue Wege in der Kreuzbandchirurgie. Chirurg 71:1024
32. Stapleton TR (1997) Complications in anterior cruciate ligament reconstructions with patellar tendon grafts. Sports Med Arthrosc Rev 5:156
33. Teitz CC, Lind BK, Sacks BM (1997) Symmetry of the femoral notch width index. Am J Sports Med 25:687
34. Wetzler MJ, Getelman MH, Friedman MJ et al (1998) Revision Anterior Cruciate Ligament Surgery: Etiology of Failures. Operative Techniques in Sports Medicine 6:64
35. Ziring E, Ishaque B, Petermann J, Gotzen L (2001) Arthroskopische und klinische Evaluierung nach isoliertem, augmentierten VKB-Ersatz. Unfallchirurg 104:158

Knie – Endoprothetik

Optimierung der computerassistierten Implantation von Knieendoprothesen mit dem Navitrack™-System

T. Mattes, K.-P. Günther, W. Puhl, H.-P. Scharf

Einleitung

Bei fortgeschrittener Gonarthrose kann mit einem endoprothetischen Kniegelenkersatz die Lebensqualität betroffener Patienten oft sehr positiv beeinflusst werden. Obwohl die Weiterentwicklung entsprechender Implantate und Op-Techniken mittlerweile zu recht guten klinischen Ergebnissen geführt hat, stellt jedoch die begrenzte Standzeit der Endoprothesen noch ein Problem dar.

Häufigste Versagensursache ist die aseptische Lockerung, die auf unterschiedliche Faktoren zurückgeführt werden kann [5, 6, 20, 23, 26]: Eine wesentliche Bedeutung scheint der Implantatposition zuzukommen, da die Fehllage zu einer asymmetrischen Belastung von Prothesenkomponenten und damit einem erhöhten Abrieb – insbesondere von Polyäthyleninlays – führt. So belegen mehrere Studien beispielsweise die aus einer varischen Implantation resultierende Zunahme des Polyäthylenabriebs mit konsekutiver Prothesenlockerung [7, 12, 20]. Auch wird ein fehlerhaftes Alignment für gelegentlich auftretende funktionelle Beschwerden nach Endoprothesenimplantation verantwortlich gemacht [7, 15].

Bislang versucht der Operateur, eine möglichst genaue Platzierung der Komponenten mittels intra- und extramedullären Ausrichtlehren zu erreichen. Die Zuverlässigkeit dieser Methode hängt jedoch von seiner Erfahrung sowie den anatomischen Gegebenheiten beim Patienten ab [9, 23, 24].

Die Entwicklung computerassistierter Navigation hat in verschiedenen Bereichen (z.B. minimalinvasive Eingriffe in der Neurochirurgie) die Präzision operativer Maßnahmen verbessert, weshalb Anwender in zunehmendem Maß darauf zurückgreifen. Auch im orthopädischen Bereich konnte beispielsweise eine Verbesserung der Platzierung von Pedikelschrauben bei Wirbelsäuleninstrumentierungen gezeigt werden [1, 22] und trotz unterschiedlicher Aussagen zur klinischen Relevanz des Robotereinsatzes bei der Hüftendoprothetik wird diese Technik noch vereinzelt mit dem Argument genutzt, dass sich die präoperative Planung mit höherer Genauigkeit umsetzen lasse [2].

Vor dem Hintergrund einer vermehrten Verfügbarkeit computerassistierter Operationsverfahren stellt sich deshalb auch zwangsläufig die Frage, inwieweit durch die Verwendung entsprechender Systeme beim Kniegelenkersatz die Gefahr einer Fehlplatzierung von Prothesenkomponenten mit den sich daraus ergebenden Komplikationsmöglichkeiten minimiert werden kann.

Wir haben im Rahmen einer Anwendungsbeobachtung deshalb geprüft, ob eine Weiterentwicklung des für die Pedikelinstrumentierung an der Wirbelsäule etablierten Navigationssystems Navitrack™ [1] die computerassistierte Implantation von Knieendoprothesen ermöglicht. Weiterhin sollten im Rahmen dieser Untersuchung ggf. Anpassungen des Systems auf Software- und Hardware-Seite vorgenommen werden bzw. eine Anpassung der Instrumente erfolgen.

Im Folgenden werden das entwickelte System vorgestellt und die Erfahrungen aus einer ersten Behandlungsserie zusammengefasst.

Material und Methoden

■ **Navigationssystem.** Zum Einsatz kam das für die Pedikelinstrumentierung etablierte Computernavigationssystem Navitrack™ [1]. Das zunächst verfügbare elektromagnetische Trackingsystem war aufgrund einer Störung des Magnetfeldes durch Instrumente, die aus ferromagnetischen Legierungen bestehen bzw. ein Störfeld aufbauen (z.B. Bohrmaschine und oszillierende Säge), in der Knie-Endoprothetik nicht einsetzbar. Für un-

---
[1] Fa. Sulzer, Winterthur, Schweiz

sere Anwendung musste deshalb zunächst ein optoelektronisches Trackingsystem entwickelt werden, in das aktive (Dioden) und passive Marker (Reflektorkugeln) integriert sind. Die optoelektronischen Marker (Dioden und Reflektorkugeln) sind entweder an Instrumenten fixiert oder als so genannte „dynamische Referenzbasen (DRB)" über Schrauben fest mit Femur bzw. Tibia verbunden. Die definierte geometrische Anordnung der Reflektorkugeln auf Schraube bzw. Instrument ermöglicht dem Navigationssystem die Zuordnung der aufgenommenen Lichtsignale zum jeweiligen Objekt. Über die Registrierung von Signalen der dynamischen Referenzbasen an Femur und Tibia erfolgt die Identifikation von Bewegungen im Raum sowie von Positionsveränderungen der beiden knöchernen Segmente im Verhältnis zueinander und zu den Instrumenten.

Zur apparativen Ausstattung gehört ein Systemturm (Abb. 1) mit Navigationsrechner[2], hochauflösendem Monitor und Steuergerät für das Kamerasystem, sowie die auf einem fahrbaren Stativ montierte Infrarotkamera[3].

■ **Präoperative Maßnahmen.** Nach der Information von Patienten über die geplante Anwendung und Einholung ihres Einverständnisses wird neben den bereits vorhandenen Röntgenbildern des Kniegelenks (Aufnahme im antero-posterioren und seitlichen Strahlengang) eine Ganzbeinaufnahme zur Achsvermessung angefertigt.

Zusätzlich erfolgt ein Spiral-CT (Somatom 4Plus[4]) der unteren Extremität – vom Hüftkopf bis zum Talus-Oberrand – in Rückenlage mit möglichst gestrecktem Kniegelenk und Neutralrotation der Hüfte. Zur Vermeidung von Bewegungsartefakten bei einer Scanzeit von ca. 20 Minuten wird auf eine bequeme Lagerung des Patienten geachtet bzw. bei der Angabe evtl. Ruheschmerzen (z. B. lagerungsbedingte Rückenschmerzen) orale Analgetika verabreicht. Spezielle Lagerungshilfen sind nicht erforderlich, lediglich im Bereich der Sprunggelenke werden die Extremitäten mit einem Beingurt aneinander fixiert.

Im Verlauf der ersten 10 Untersuchungen waren noch Modifikationen des CT-Protokolls erforderlich, bevor ein entsprechendes Standardprotokoll regelmäßig zur Anwendung kommen konnte: Die ausgewählten Schichtdicken liegen im Hüftkopfbereich bei 3 mm (Tischvorschub

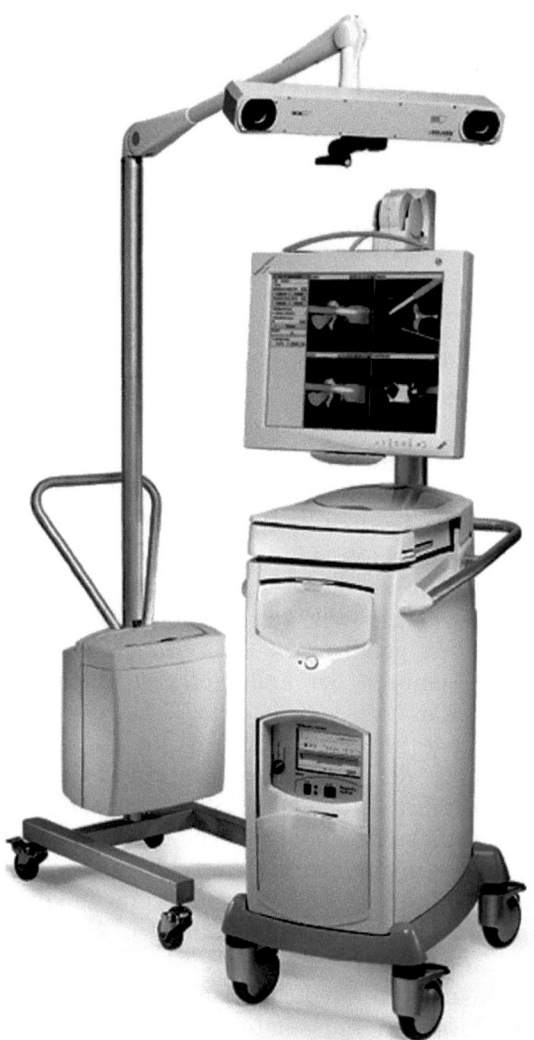

Abb. 1. Systemturm und Infrarotkamera auf fahrbarem Stativ

4,5 mm/Inkrement 5 mm), im Kniegelenkbereich bei 2 mm (Tischvorschub 2 mm/Inkrement 2 mm) und im Malleolenbereich wiederum bei 3 mm (Tischvorschub 3 mm/Inkrement 4 mm). Im Femur- und Tibiaschaftbereich wird eine Schichtdicke von 100 mm (Tischvorschub 20 mm/Inkrement 40 mm) gewählt.

Die CT-Daten werden jeweils im Anschluss an die Untersuchung im DICOM-Format über das vorhandene Kliniknetzwerk vom CT zur Workstation in das Navigationssystem (O_2-Workstation) übertragen. Dort erfolgt die Segmentierung der CT-Daten (Trennung der knöchernen Strukturen von den Weichteilstrukturen) nach Festlegung einer Grauwert-Schwelle teilweise manuell und teilweise automatisch unter Verwendung eines speziellen Software-Algorithmus, der die äußere kortikale Oberfläche durch Grauwertschwellenfin-

---

[2] Fa. Silicon Graphics, Mountain View/USA
[3] Fa. Northern Digital Inc., Waterloo/Canada
[4] Fa. Siemens, Erlangen

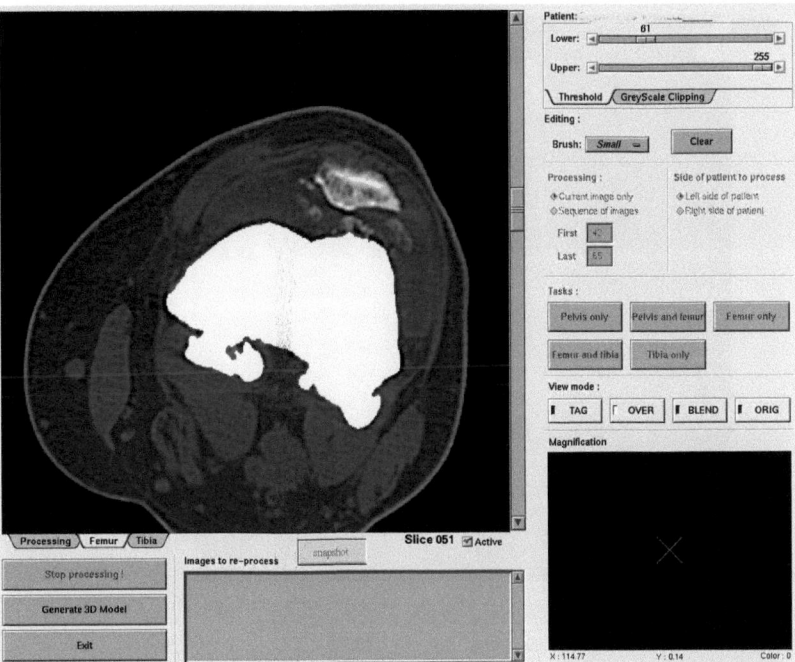

Abb. 2. Segmentierung durch Grauwertschwellenfindung – kortikale Oberfläche Femur mit dorsalen Osteophyten

dung (Abb. 2) bestimmt. Unter Verwendung der segmentierten Bilder wird automatisch ein 3-D-Oberflächenmodell von Femur und Tibia generiert (Abb. 3). In den für die intraoperative Lagebestimmung (Referenzierung) relevanten Bereichen und im Bereich des Gelenkspaltes ist es notwendig, einzelne CT-Schichten manuell zu bearbeiten. Sowohl die Bildqualität als auch der zeitliche Aufwand korrelieren hierbei direkt mit der Qualität von CT-Daten, weshalb ein entsprechender Kompromiss zwischen Bildkontrast und Energiedosis gefunden werden muss. Bei Patienten mit einliegenden Implantaten, z.B. im Bereich der Hüftgelenke oder am gegenseitigen Knie, erfolgt die Segmentierung zum großen Teil manuell.

Am 3-D-Oberflächenmodell von Femur und Tibia werden abschließend jeweils 5 Punkte für das intraoperativ durchzuführende Matching („paired-point-matching") definiert (Abb. 4 und 5). Diese Punkte müssen so gewählt werden, dass sie möglichst weit voneinander im Gelenk bzw. räumlich entfernt sind und dennoch intraoperativ im Situs ohne Zugangserweiterung dargestellt werden können. Auch muss die Platzierung in Bereichen qualitativ guter Segmentierung (Region mit dünnsten Schichtdicken) liegen. Nachdem zu Beginn der Untersuchungsserie noch alle Matching-Punkte im Kniegelenkbereich verteilt worden waren, legten wir ab der zehnten Aufnahme zwei dieser Punkte in den Malleolenbereich (Innenknöchel- bzw. Außenknöchelspitze) zur transcutanen Abtastung. Die Segmentierungsdaten, das rekonstruierte 3-D-Oberflächenmodell und die Matchingpunkte werden abschließend auf der Festplatte des Systemrechners abgespeichert.

In den ersten 10 Fällen erfolgte die präoperative Aufbereitung der CT-Daten durch einen Mitarbeiter des Herstellers, in den weiteren Fällen – nach entsprechender Einarbeitungszeit – durch einen bei der Operation assistierenden Arzt.

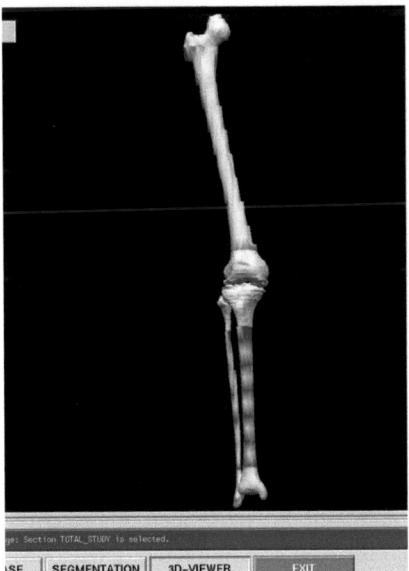

Abb. 3. 3-D-Oberflächenmodell gesamte Extremität

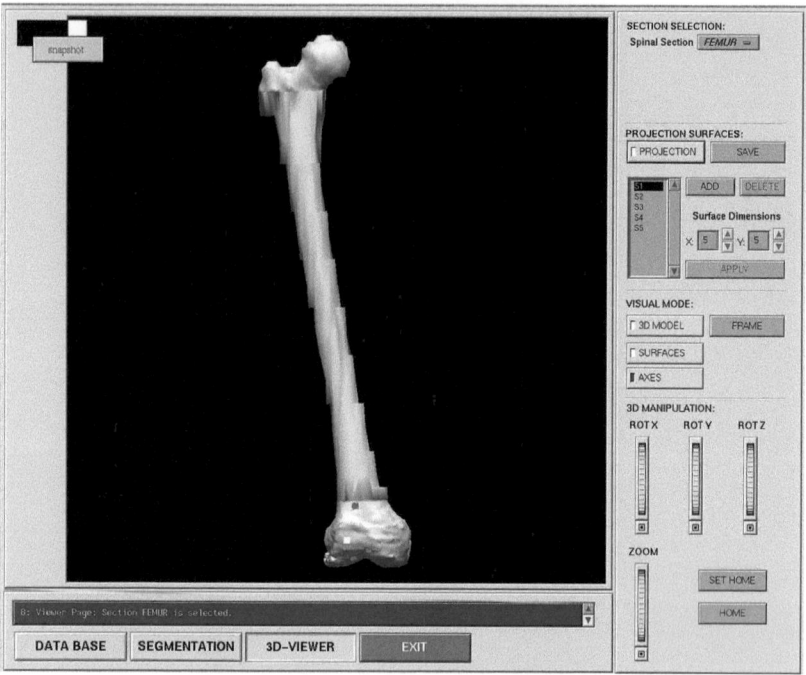

Abb. 4. Monitorbilder mit Referenzierungspunkten für „Paired-Point-Matching" Femur

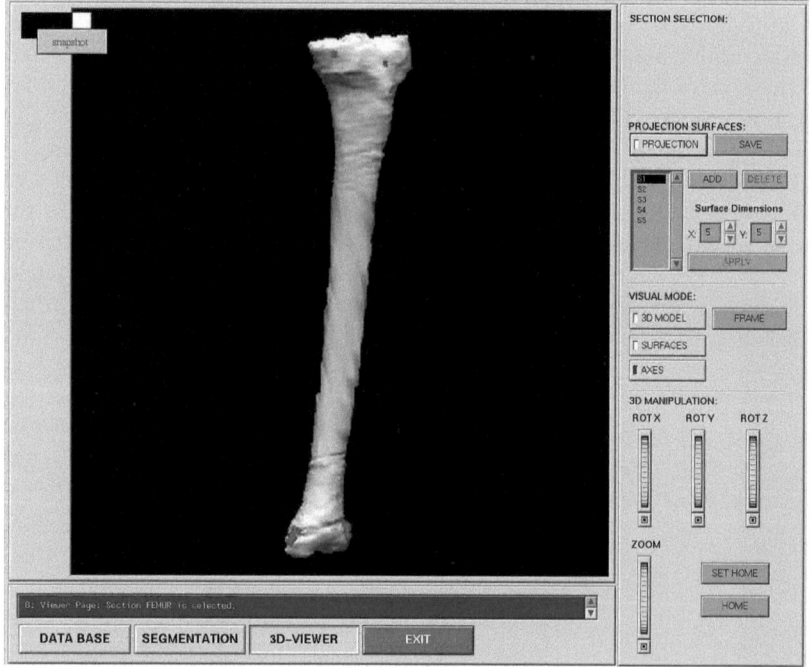

Abb. 5. Monitorbilder mit Referenzierungspunkten für „Paired-Point-Matching" Tibia

■ **Operationstechnik.** Die Operation erfolgt in Blutleere über einen anterioren Zugang mit medialer Arthrotomie. Während der Eröffnung des Gelenkes müssen vom ersten Assistenten die mit Reflektorkugeln versehenen Instrumente (Pointer zum Abgleich der Matchingpunkte und Navigationsblock zur Achsausrichtung) kalibriert werden. Dabei bewegt man zunächst den Pointer axial und konisch im Blickfeld der Kamera in einem speziellen Kalibrierungsblock (Abb. 6), während jeweils 4 unterschiedliche Stellungen zur Bestimmung der Lage im Raum vom System aufgenommen werden. Danach erfolgt das Abgreifen von 5 definierten und im Navigationsblock eingefrästen

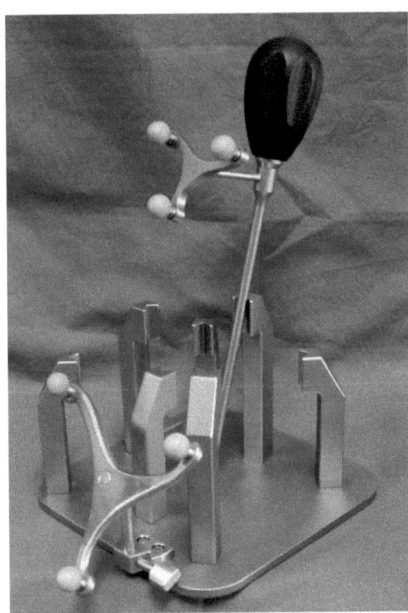

Abb. 6. Kalibrierung Pointer

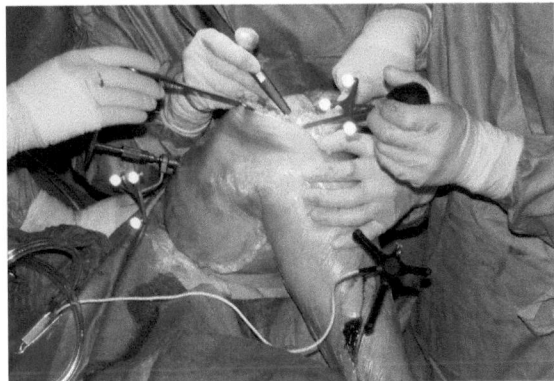

Abb. 7. Op-Situs beim Abtasten der Matchingpunkte mit dem Pointer

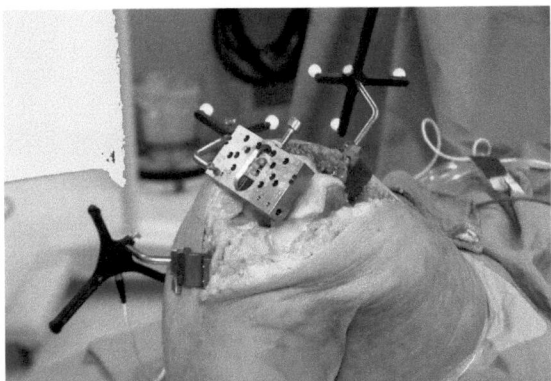

Abb. 8. Op-Situs mit dynamischen Referenzbasen und über Kugelkopfschraube befestigtem Navigationsblock femoral

Punkten mit dem Pointer. Das Navigationssystem bestimmt hierbei die Güte der Kalibrierung und verlangt bei zu hoher Abweichung vom Idealwert eine Nachkalibrierung.

Über zusätzliche Stichinzisionen wird tibial und femoral von anteromedial je eine Schanzschraube zur Befestigung der dynamischen Referenzbasis eingebracht. Tibial erfolgt die Platzierung in Schaftmitte, femoral am Übergang vom mittleren zum distalen Drittel. Es ist darauf zu achten, dass die Referenzbasis im Sichtfeld der Kamera und dennoch ausreichend weit von der Gelenklinie entfernt liegt, sodass eine Überdeckung mit den Instrumenten – insbesondere mit dem Navigationsblock – vermieden wird. Tibial ist außerdem darauf zu achten, dass das Einschlagen des Markraumverdichters bzw. des Prothesenschaftes durch eine zu proximal liegende Schraube nicht gestört wird.

Anschließend erfolgt die Abgleichung der Anatomie mit dem präoperativ erstellten CT-Datensatz anhand der festgelegten Matchingpunkte (Abb. 7) als so genannte „Referenzierung". Dabei tastet der Operateur die im Monitorbild gezeigten – präoperativ festgelegten – Punkte am anatomischen Objekt mit dem Pointer ab. Ein spezieller Software-Algorithmus berechnet nach Abtasten aller 5 Punkte automatisch die Genauigkeit der Abtastung bzw. macht einen Korrekturvorschlag bei Überschreiten der voreingestellten Toleranz (übermäßige Abweichung vom voreingestellten Matching-Punkt). Sind mehr als 15 Punktkorrekturen notwendig, bricht das System ohne Einflussnahme durch den Operator den Referenzierungsvorgang ab, da bei weiterer Wiederholung eine ausreichend hohe Genauigkeit nicht mehr zu erwarten wäre. Ist die Referenzierung jedoch erfolgreich (d.h. es besteht eine ausreichende Übereinstimmung zwischen virtueller und realer Anatomie), nimmt der Operateur als Sicherungsmaßnahme eine Validierung vor: Er fährt dabei die Gelenkoberfläche mit dem Pointer ab und überprüft die Ähnlichkeit von anatomischem Situs und Monitorbild. Bei glaubhafter Übereinstimmung erfolgt die eigentliche navigierte Ausrichtung der Sägeschnitte: Zunächst wird eine Polyaxialschraube in das Kondylenmassiv (bzw. den Tibiakopf) zur Befestigung des „Navigationsblockes" eingebracht (Abb. 8). Die Achsausrichtung für den ersten horizontalen Schnitt erfolgt über die Positionierung dieses Navigationsblocks, der entsprechend der Abbildung projizierter Säge-

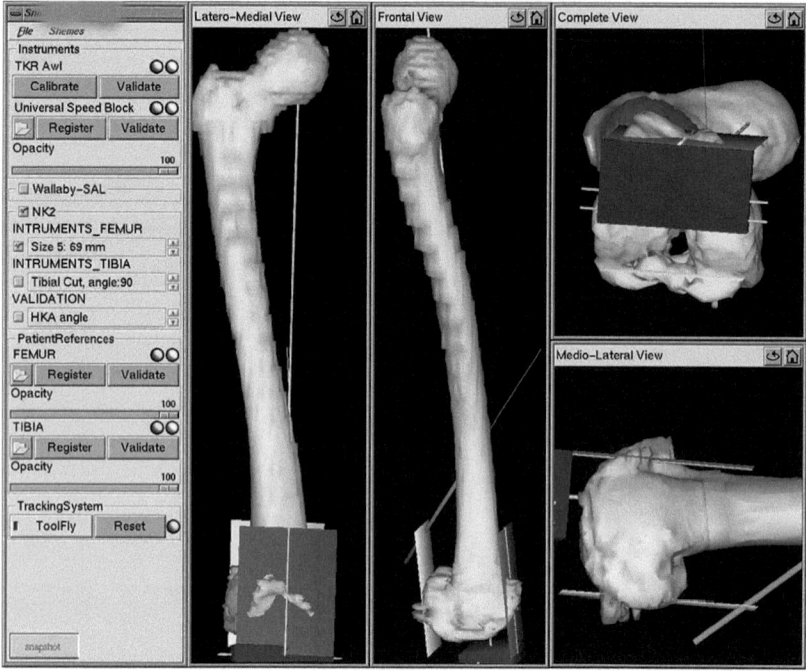

Abb. 9. Ausrichtung Navigationsblock für femorale Resektion und Größenbestimmung

schnitte im virtuellen 3-D-Bild polyaxial nachjustierbar ist. Femoral orientieren sich frontal geführte Schnitte an der mechanischen Beinachse, transversale Schnitte in Abhängigkeit der Femurkrümmung an der Gesamtachse oder der distalen Femurachse (Abb. 9); Einstellung der Torsion und Größenbestimmung der Komponenten richten sich an der hinteren Kondylenlinie im Monitorbild aus. Nachdem die gewünschte Achsausrichtung mit dem Navigationsblock gefunden ist, fixiert man die Position des Blockes auf der Kugelkopfschraube und bringt über Führungshülsen zwei epiphysäre Pins ein. Über diese – ausreichend stabil zu verankernden – Pins kann nach Abnahme des Navigationsblocks und Ausdrehen der Polyaxialschraube der konventionelle Resektionsblock für die horizontale Resektion angebracht und die Resektion mit der oszillierenden Säge vorgenommen werden. Anschließend folgt das Aufsetzen der Bohrschablone für die Platzierung der femoralen Verankerungslöcher entsprechend der vorherigen Größenbestimmung. Nach Entfernung der Pins kann die transversale Resektion durch Auflegen des Navigationsblocks auf die Schnittfläche am Monitorbild kontrolliert werden. Die schrägen Schnitte erfolgen mit konventionellen Sägelehren, welche auf den transversalen Schnitt aufbauen.

Tibial erfolgt die Auswahl des Sägeschnittes durch Ausrichtung des Navigationsblocks an den anatomischen Achsen in der Frontal- und Sagittalebene (Abb. 10), wobei in der Regel keine Absenkung des Tibiaplateaus nach dorsal angestrebt wird. Die Resektionshöhe wird manuell mit einem Taster auf dem Tibiaplateau eingestellt. Nach korrekter Ausrichtung des Navigationsblocks kann auch tibial über das Einbringen von Pins die Resektion mit der konventionellen Sägelehre vorgenommen werden. Zur Prüfung der Achsausrichtung nach abgeschlossener femoraler und tibialer Resektion legt der Operateur nochmals den Navigationsblock schlüssig in den Resektionsspalt ein, sodass am Monitorbild jetzt das Alignment des Beines mit Darstellung der mechanischen Achse erkennbar wird.

Die weiteren Schritte (tibiale Größenbestimmung, Einstellen der tibialen Torsion, Probereposition, Weichteilbalancing und tibiale Schaftpräparation) erfolgen in konventioneller Technik. Nach dem Einbringen der Probeimplantate lässt sich die mechanische Beinachse nochmals durch Auflegen des Navigationsblocks überprüfen.

Der Patella-Ersatz wird manuell vorbereitet und anschließend erfolgt die zementierte Implantation der ausgewählten Prothesenkomponenten.

In der postoperativen Nachsorge wird ab dem zweiten Tag mit funktioneller Bewegungsbehandlung begonnen und die Belastung auf 20 kg für 14 Tage bzw. anschließend auf halbes Körpergewicht bis zur 6. Woche limitiert.

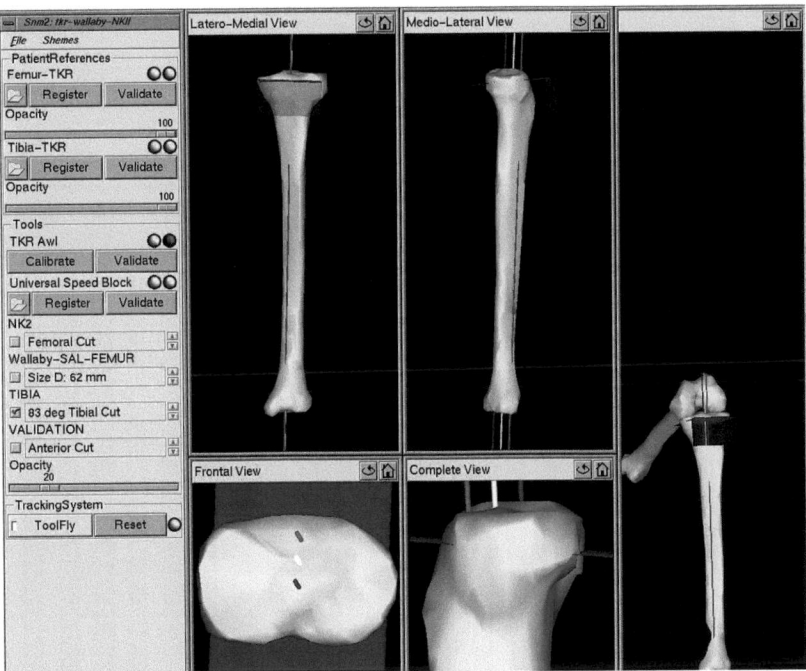

Abb. 10. Ausrichtung Navigationsblock für tibiale Resektion

■ **Patienten.** Von Mai bis November 2000 wurde im Rahmen einer ersten klinischen Anwendungsbeobachtung bei insgesamt 31 Patienten mit primärer oder posttraumatischer Arthrose (radiologischer Schweregrad 3 und 4 nach Kellgren & Lawrence) [10] im Rahmen des endoprothetischen Gelenkersatzes die computerassistierte Navigation durchgeführt. Dabei handelte es sich um 12 Männer und 19 Frauen, 19-mal war das rechte, 12-mal das linke Kniegelenk betroffen. Das Durchschnittsalter betrug 69,8 Jahre (49–81 Jahre). Der Bodymass-Index betrug durchschnittlich 28,8 kg/m^2.

■ **Datenerfassung und Datenanalyse.** Neben der prospektiven Erfassung von Zeitaufwand (präoperatives CT und Operationszeit) und Komplikationen erfolgte die präoperative bzw. postoperative Bestimmung der anatomischen Beinachse sowie die Beurteilung der Implantat-Position anhand von a.p.- und seitlichen Röntgenaufnahmen. Dabei wurde – in Anlehnung an das Evaluationssystem der Knee Society [4] – radiologisch die Implantatposition im Verhältnis zur anatomischen Tibia- bzw. Femurschaftachse bestimmt [9]. Mit dem Alignmentscore [3] ist eine Bewertung der Positionierung von Prothesenkomponenten möglich, wobei eine perfekte Prothesenlage eine maximale Punktzahl von 100 ergibt. Voraussetzung hierfür sind ein Gesamtalignment zwischen 3 und 7° Valgus, eine absolut horizontale Positionierung der tibialen Komponente in beiden Ebenen und eine valgische Ausrichtung der femoralen Komponente a.p. von 4–6°. Des Weiteren ist eine mittige Zentrierung sowohl der tibialen als auch der femoralen Komponente gefordert. Abweichungen von diesen Positionen ergeben einen graduierten Punktabzug.

Exakte Winkelangaben über die navigierte Komponentenposition prä-, intra- und postoperativ auf Basis des 3-D-Modells sind nicht möglich, da entsprechende Messmodule in der Planungs- und Navigationssoftware sowie die Implementierung eines dreidimensionalen Referenzkoordinatensystems in der verwendeten Software noch fehlen.

Die Datenerfassung und -auswertung erfolgte im Tabellenkalkulationsprogramm Microsoft Excel.

Ergebnisse

Das Navigationssystem konnte intraoperativ nach einer entsprechenden Lernkurve zuverlässig eingesetzt werden. Die technische Handhabung der Systemkomponenten von Seiten der Computerhardware, der dynamischen Referenz-

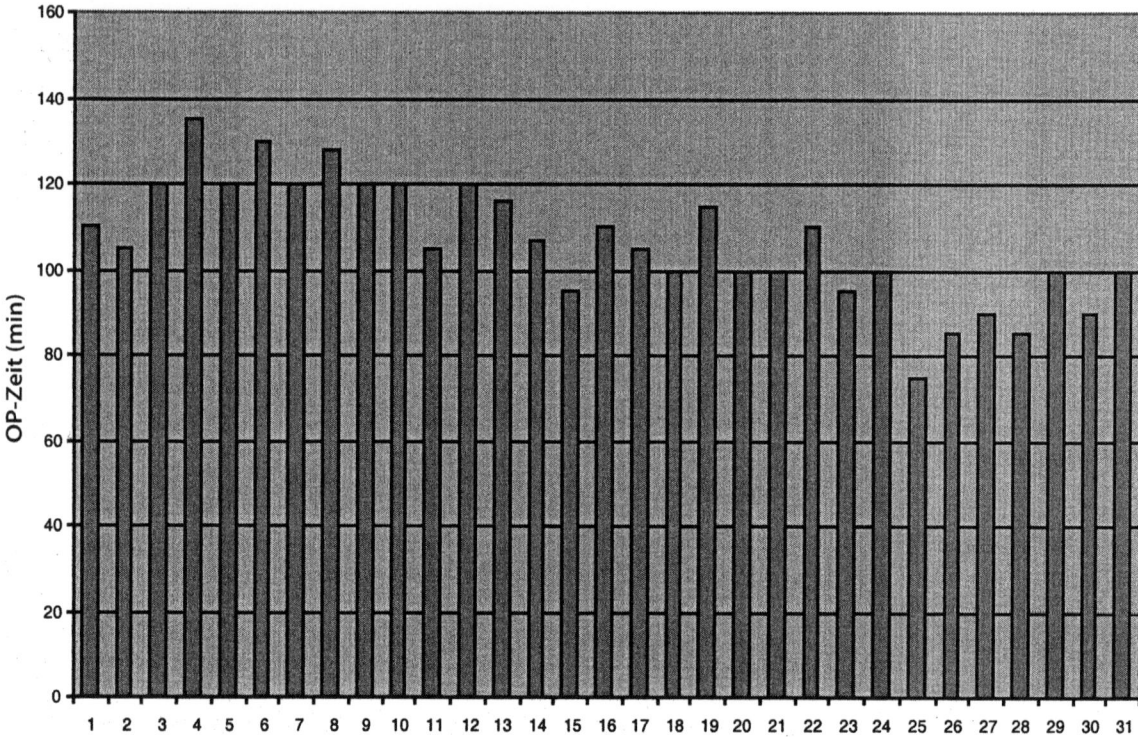

Abb. 11. Verlauf der Op-Zeiten (Schnitt-Naht-Zeiten)

basen (DRB) und der Op-Instrumente war problemlos. Die Reflektorkugeln der passiven DRBs waren resterilisierbar und mehrfach verwendbar.

Die Bedienung des Computersystems war für die computergeübten ärztlichen Anwender problemlos. Der Zeitbedarf der Gesamtprozedur für den präoperativen Aufwand des CT-Scans und der CT-Datenrekonstruktion ebenso wie für die Operationszeit konnte im Verlauf der Anwendungsbeobachtung reduziert werden. Die mittlere Operationszeit betrug 108 Minuten (Spannweite 85–130 min), die Entwicklung der Op-Zeiten ist in Abb. 11 dargestellt. Eine wesentliche Zeitersparnis ergab sich präoperativ aus einer Anpassung des CT-Protokolls mit Erweiterung der Schichtdicke für die Diaphysenbereiche und Eingrenzung des Dünnschicht-Scan im Gelenkbereich durch Umsetzen von 2 tibialen Referenzpunkten. Bei der Datenrekonstruktion ließ sich der anfängliche Zeitbedarf von bis zu 3 Stunden rasch auf ca. 45 Minuten reduzieren. In den ersten 10 Fällen wurde die Ausrichtung des Sägeblocks bei offensichtlicher Fehlpositionierung 13-mal (8-mal am Femur, 5-mal an der Tibia) manuell korrigiert. Im Verlauf der weiteren Operationen war die navigierte Ausrichtung dann konstant möglich. Bei allen Patienten konnte aus den CT-Daten eine 3-D-Oberflächenrekonstruktion erstellt werden. Implantate im gescannten Bereich (z. B. Hüftendoprothesen oder Knieendoprothesen der Gegenseite) waren hier trotz Artefakten in den CT-Schichten kein Hinderungsgrund. In diesen Fällen war die manuelle Bearbeitung mehrerer CT-Schnitte erforderlich, was die Rekonstruktionszeiten verlängerte.

Eine Beschleunigung des Matchings und die genauere Achsausrichtung ließ sich damit erreichen, dass ein ärztlicher Mitarbeiter die präoperative Aufbereitung der CT-Datensätze durchführte und 2 der 5 tibialen Referenzierungspunkte vom Tibiakopf zum Außen- bzw. Innenknöchel umgesetzt wurden. Eine transkutane Abtastung der Punkte im Malleolenbereich war möglich, der Einfluss des fehlenden Knochenkontaktes auf die Winkelgenauigkeit lässt sich aus dieser Arbeit jedoch nicht ableiten.

Es zeigten sich bei 17 von 30 Patienten (56,6%) für die anatomische Beinachse Werte zwischen 172 und 176°, was als gutes Ergebnis im Rahmen der Messgenauigkeit bei einer angestrebten Achse von 174° gewertet wurde. 73,3% lagen im Bereich ±5° um die angestrebte Achse.

Tabelle 1. Alignmentindex zur Bewertung der Komponentenplatzierung und Achsausrichtung

	Gesamtachse	Tibiale Achse a.p.	Tibiale Achse lateral	Tibiale Zentrierung	Femorale Achse a.p.	Alignment-index
Mittel	21	23	8	10	18	80
Max	25	30	10	10	25	100
Min	5	10	0	10	10	58
SD	5,06	5,19	3,03	0	5,25	11,28

Die Spannweite der anatomischen Achse betrug 167° bis 183°, sodass sowohl einzelne Maximalabweichungen im Varus- als auch im Valgussinne beobachtet wurden.

Mittelwert und Standardabweichung des Alignmentindex bzw. die Werte der Einzelkomponenten sind in Tabelle 1 dargestellt. Während ein durchschnittlicher Alignmentindex von 77 Punkten (SD 11,28) erreicht wurde, zeigte sich bezüglich der Ausrichtung von Einzelkomponenten für die femorale Komponente (a.p.) bei einem Mittel von 18 Punkten (SD 5,24) – mit einer maximal erreichbaren Anzahl von 25 Punkten – der schlechteste Wert.

Als Komplikationen beobachteten wir 2 Wundheilungsstörungen, wovon eine unter konservativen Maßnahmen, eine nach Sekundärnaht folgenlos abheilte. Bei einer Patientin mit vorbestehender KHK und Herzrhythmusstörungen trat postoperativ eine intensivpflichtige Arrhythmia absoluta auf, ein Harnwegsinfekt wurde antibiotisch therapiert.

Bei zwei Patienten war wegen schlechter Beweglichkeit in der 2. postoperativen Woche eine Narkosemobilisation erforderlich und in einem Fall besteht trotz intensivem Training eine persistierende Bewegungseinschränkung.

Diskussion

In der klinischen Anwendungsbeobachtung an einem kleinen Kollektiv konnte gezeigt werden, dass mit dem Navitrack™-System die computernavigierte Positionierung von femoralen und tibialen Komponenten bei endoprothetischem Kniegelenkersatz möglich ist. Für alle Prozessschritte (Durchführung des CTs, Datenrekonstruktion, intraoperative Referenzierung und intraoperative Navigation) zeigte sich eine Lernkurve, die bereits im Verlauf der ersten 15 Eingriffe zu einer Verbesserung der Genauigkeit der Navigation sowie zu einer Verringerung des prä- und intraoperativen Zeitaufwandes führte. Eine entsprechende Lernkurve wurde auch für andere CAOS-Systeme beschrieben [11, 14, 16]. Trotzdem erscheint uns der jetzige Zeitaufwand noch zu hoch, weshalb insbesondere bei der präoperativen Vorbereitung eine Vereinfachung der Rekonstruktion von CT-Daten zu fordern ist.

In den meisten Fällen konnte eine gute Korrektur der Beinachsen erreicht werden. Der Alignmentindex und die postoperativ erzielte durchschnittliche Beinachse ist den Ergebnissen von konventionell implantierten Vergleichskollektiven sehr ähnlich [3, 5]. Grobe Abweichungen der Beinachse konnten in den Fällen, in denen keine technischen Probleme aufgetreten sind, vermieden werden. Diese Beobachtungen decken sich mit den Resultaten anderer Arbeitsgruppen im Bereich der Computernavigation [11, 16, 21]. Auch wird hier über entsprechende Abweichungen in den Anfangskollektiven im Sinne einer Lernkurve berichtet.

Die schlechten Ergebnisse des Alignment-Score für die Ausrichtung der femoralen Prothesenkomponente in der a.p.-Ebene sind vermutlich auf die Referenzierung zurückzuführen. Im Gegensatz zur tibialen Referenzierung, wo eine ausreichend große räumliche Distanz der Matching-Punkte (verteilt auf Tibiakopf- und Sprunggelenk) die Referenzierungsgenauigkeit sicherstellt, liegen bislang bei der femoralen Referenzierung alle Punkte gelenknah in einem sehr engen räumlichen Bereich verteilt. Dadurch kann es noch zu Ungenauigkeiten in der Referenzierung aufgrund einer fehlenden Übereinstimmung von anatomischem Situs und 3-D-Oberflächenmodell kommen. Möglicherweise lässt sich hier eine Verbesserung durch die Auswahl von weiter auseinander gelegenen Matching-Punkten erreichen (z.B. Definition von proximal oder auch im dorsalen Gelenkbereich gelegenen Punkten).

Zusätzlich könnte noch die Integration intraoperativ erhobener kinematischer Daten – sowie auch deren Abgleich mit erhobenen CT-Daten – die Planungssicherheit erhöhen.

Wegen einer bis vor kurzem nicht bestehenden Möglichkeit zur präoperativen Planung sowie fehlenden Winkelangaben zur Prothesen-Platzierung während der Navigation war die gewünschte Genauigkeit in der Positionierung von Implantatkomponenten bislang mit dem Navitrack™-System noch nicht möglich. Dies erklärt zumindest teilweise noch eine recht hohe Streubreite von postoperativ vermessenen Beinachsen sowie die Abweichungen im Alignmentindex. Eine reproduzierbare und zuverlässige Positionierung von Komponenten erfordert nach unserer Einschätzung die Durchführung einer sorgfältigen präoperativen Planung sowie die Umsetzung dieser Planung mit einem noch verbesserten Navigationsmodul. Entsprechende Software-Anpassungen sind deshalb im Anschluss an diese Anwendungsbeobachtung bereits erfolgt.

Im Rahmen der weiteren Software-Entwicklung wäre noch die Integration einer Echtzeit-Dokumentation während der intraoperativen Navigation wünschenswert wie auch die Speicherung der endgültigen Implantatpositionierung mit einer Angabe von Winkelgraden in Bezug zu den Standardachsen und -ebenen.

Insbesondere bei Patienten mit ausgeprägten Achsdeformitäten, bei denen eine Verwendung der intra- und extramedullären Ausrichtungslehren aus anatomischen Gründen (z. B. nach Frakturen oder extremen Fehlstellungen) nicht möglich war, zeigte sich jedoch die Überlegenheit der navigierten Op-Technik bereits auch ohne Planungsmodul: in diesen Fällen hätten bei konventioneller Implantation die Sägeschnitte freihändig vorgenommen werden müssen und auch die genaue Kenntnis von Art und Ausmaß der präoperativen Fehlstellung wurde durch das Vorliegen des CT-Datensatzes erleichtert. Speziell in diesen Situationen besteht nach unserer Auffassung ein wesentlicher Vorteil bildgestützter Navigationsverfahren gegenüber Navigationssystemen mit intraoperativer Achsfestlegung ohne präoperativem 3-D-Datensatz.

Kritisch muss im Hinblick auf den derzeitigen Entwicklungsstand aller Navigationssysteme jedoch angemerkt werden, dass schlüssige Planungskonzepte sowie allgemein gültige und akzeptierte Vorgaben für die Implantatpositionierung noch nicht existieren. Wesentliche Grundlage der Operationsplanung im statischen Modell ist hier bislang nur die Ausrichtung an der mechanischen Beinachse in der Frontalebene. Hier besteht ein Bedarf für die Bearbeitung von Konzepten zur „idealen" Implantatpositionierung auch in anderen Ebenen, und zudem ergeben sich vielleicht neue Perspektiven aus der Weiterentwicklung von Navigationssystemen mit einer Möglichkeit zur präoperativen 3-D-Simulation.

Inwieweit die funktionellen Ergebnisse in der Knieendoprothetik und auch die Standzeit von Prothesen durch die Anwendung von Navigationsverfahren positiv beeinflusst werden, lässt sich derzeit noch nicht eindeutig abschätzen. Auch sind damit die Konsequenzen, die sich mittelfristig sowohl auf betriebs- als auch volkswirtschaftlichen Rahmenbedingungen ergeben, noch völlig unklar.

Deshalb sollte als nächster Schritt eine vergleichende Prüfung unterschiedlicher Navigationstechniken im Rahmen von klinischen Studien erfolgen, um unter Beachtung adäquater Outcome-Parameter eine fundierte Datenbasis für die Beurteilung der Wertigkeit dieser Systeme im klinischen Einsatz zu schaffen.

Literatur

1. Amiot LP, Lang K, Putzier M, Zippel H, Labelle H (2000) Comparative results between conventional and computer-assisted pedicle screw installation in the thoracic, lumbar, and sacral spine. Spine 25(5):606–614
2. Börner M, Bauer A, Lahmer A (1997) Rechnerunterstützter Robotereinsatz in der Hüftendoprothetik. Orthopäde 26(3):251–257
3. Ecker ML, Lotke PA, Windsor RE, Cella JP (1987) Long-term results after total condylar knee arthroplasty. Significance of radiolucent lines. Clin Orthop (216):151–158
4. Ewald FC (1989) The Knee Society Total Knee Arthroplasty Roentgenographic Evaluation and Scoring System. Clin Orthop 248:9–12
5. Gill GS, Mills DM (1991) Long-term follow-up evaluation of 1000 consecutive cemented total knee arthroplasties. Clin Orthop (273):66–76
6. Hsu HP, Garg A, Walker PS, Spector M, Ewald FC (1989) Effect of knee component alignment on tibial load distribution with clinical correlation. Clin Orthop (248):135–144
7. Hsu RW, Himeno S, Coventry MB, Chao EY (1990) Normal axial alignment of the lower extremity and load-bearing distribution at the knee. Clin Orthop (255):215–227
8. Jeffery RS, Morris RW, Denham RA (1991) Coronal alignment after total knee replacement. J Bone Joint Surg Br 73(5):709–714

9. Keats TE et al (1994) Eben und Winkel im Bereich des Kniegelenks. In: Heuck FHW, Bast BRG: Radiologische Skizzen und Tabellen – Peripheres Skelett. Thieme, Stuttgart, S 115
10. Kellgren JH, Lawrence JS (1957) Radiological assessments of Osteoarthritis. Ann Rheum Dis 16:494–501
11. Kiefer H, Langenmeyer D, Schmerwitz U (2001) Computerunterstützte Navigation in der Knieendorprothetik. European Journal of Trauma (E Suppl 1):S128–132
12. Kilgus DJ, Moreland JR, Finerman GA, Funahashi TT, Tipton JS (1991) Catastrophic wear of tibial polyethylene inserts. Clin Orthop (273):223–231
13. Knapp DR Jr, Price CT (1990) Correction of distal femoral deformity. Clin Orthop (255):75–80
14. Krackow KA, Bayers-Thering M, Phillips MJ, Bayers-Thering M, Mihalko WM (1999) A new technique for determining proper mechanical axis alignment during total knee arthroplasty: progress toward computer-assisted TKA. Orthopedics 22(7):698–702
15. Lizaur A, Marco L, Cebrian R (1997) Preoperative factors influencing the range of movement after total knee arthroplasty for severe osteoarthritis. J Bone Joint Surg Br 79(4):626–629
16. Mielke RK, Clemens U, Jens JH, Kershally S (2001) Navigation in der Knieendoprothetik – vorläufige klinische Erfahrungen und prospektiv vergleichende Studie gegenüber konventioneller Implantationstechnik. Z Orthop 139(2):109–116
17. Miyasaka KC, Ranawat CS, Mullaji A (1997) 10- to 20-year followup of total knee arthroplasty for valgus deformities. Clin Orthop (345):29–37
18. Oswald MH, Jakob RP, Schneider E, Hoogewoud HM (1993) Radiological analysis of normal axial alignment of femur and tibia in view of total knee arthroplasty. J Arthroplasty 8(4):419–426
19. Otani T, Whiteside LA, White SE (1993) Cutting errors in preparation of femoral components in total knee arthroplasty. J Arthroplasty 8(5):503–510
20. Ritter MA, Montgomery TJ, Zhou H, Keating ME, Faris PM, Meding JB (1999) The clinical significance of proximal tibial resection level in total knee arthroplasty. Clin Orthop (360):174–181
21. Saragaglia D, Picard F, Chaussard C, Montbarbon E, Leitner F, Cinquin P (2001) Mise en place des protheses totales du genou assistee par ordinateur: comparaison avec la technique conventionnelle. Rev Chir Orthop Reparatrice Appar Mot 87(1):18–28
22. Schwarzenbach O, Berlemann U, Jost B, Visarius H, Arm E, Langlotz F, Nolte LP, Ozdoba C (1997) Accuracy of computer-assisted pedicle screw placement. An in vivo computed tomography analysis. Spine 22(4):452–458
23. Teter KE, Bregman D, Colwell CW Jr (1995) Accuracy of intramedullary versus extramedullary tibial alignment cutting systems in total knee arthroplasty. Clin Orthop (321):106–110
24. Teter KE, Bregman D, Colwell CW Jr (1995) The efficacy of intramedullary femoral alignment in total knee replacement. Clin Orthop (321):117–121
25. Whiteside LA, Arima J (1995) The anteroposterior axis for femoral rotational alignment in valgus total knee arthroplasty. Clin Orthop (321):168–172
26. Windsor RE, Scuderi GR, Moran MC, Insall JN (1989) Mechanisms of failure of the femoral and tibial components in total knee arthroplasty. Clin Orthop (248):15–19; discussion 19–20

Navigation in der Knieendoprothetik – Grundlagen, klinische Erfahrungen und Vergleich mit konventioneller Implantationstechnik

R. K. Miehlke

Einleitung

Die Standzeiten von Knieendoprothesen können heute als ausgesprochen akzeptabel bezeichnet werden. Überlebensraten bewegen sich in einem Rahmen von 80% bis über 95% bei Zeiträumen von mehr als 10 Jahren [9, 14, 19, 23]. Im Hinblick auf die Langzeitergebnisse besteht, neben anderen beeinflussenden Faktoren, eine enge Beziehung zwischen der Wiederherstellung normaler Achsverhältnisse der unteren Extremität und den erreichbaren Langzeitergebnissen. Mithin ist die korrekte Ausrichtung endoprothetischer Komponenten am Kniegelenk eine wesentliche Voraussetzung für deren Langlebigkeit [1, 4, 5, 8, 12, 21, 23].

Jeffery et al. [6] berichteten bei einem Beobachtungszeitraum von 8 Jahren über eine Lockerungsrate der Knieendoprothesen von 3% bei korrekter Ausrichtung der Komponenten, während eine unzureichende Ausrichtung zu einer Lockerungsrate von 24% führte.

Rand und Coventry [20] fanden über 10 Jahre eine Überlebensrate von 90%, wenn die mechanische Achse zwischen 0° und 4° Valgusstellung betrug. Eine Valgusstellung jenseits 4° oder eine varische Einstellung der Endoprothese resultierte in Überlebensraten von nur 71% bzw. 73%.

Vor dem Hintergrund der Möglichkeiten konventioneller Operationsinstrumentarien wurden in jüngerer Zeit computergestützte Systeme entwickelt [2, 10, 11, 18].

Aus systematischen Gründen sind die modernen Systeme in passive, semiaktive und aktive Systeme zu katalogisieren [3]. Noch weitgehender ist ein Klassifizierungsvorschlag von Picard et al. [17], bei dem zwischen aktiven, semiaktiven und passiven robotierten Systemen einerseits und chirurgischen Navigationssystemen, die sich entweder eines präoperativen Modells (CT- oder MRI-datengestützt) oder eines intraoperativen Modells durch intraoperative Datensammlung bedienen, unterschieden wird.

Mit den gegenwärtig für den klinischen Einsatz zur Verfügung stehenden und in der Knieendoprothetik verwendbaren Navigationssystemen liegen entweder aus dem klinischen Bereich noch keine Mitteilungen vor, oder vorläufige Resultate an kleinen Serien wurden berichtet [13, 16].

Zielstellung der vorliegenden Untersuchung ist es daher, die mit Hilfe eines Navigationssystems erzielten Ergebnisse grundsätzlich darzustellen und sie ferner mit den Ergebnissen konventionell implantierter Knieendoprothesen in Vergleich zu bringen.

Methodik

Das erste auf dem Markt zur Verfügung stehende Navigationssystem für die Knieendoprothetik ist das OrthoPilot System (Hersteller: Braun AESCULAP, Tuttlingen). Eine 3D-Optotrac^{TM}-Kamera lokalisiert Infrarotdioden, die an „rigid bodies" fixiert sind, im Raum. Die Kamera ist mit einer UNIX „Work station" verbunden, die den Operationsablauf steuert und am Monitor graphisch darstellt. Der Operateur bedient sich eines Fußpedals, um im Programm vorwärts und rückwärts gehen zu können. Ferner erfolgt über die Work station die Datenregistrierung. Jeweils ein rigid body wird am Beckenkamm, am distalen Femur, an der proximalen Tibia und über ein elastisches Band in Sprunggelenksnähe angebracht. Die knöcherne Fixierung der Rigid bodies erfolgt mittels selbstschneidenden bikortikalen Schrauben. Weiterhin werden die mit LED's ausgerüsteten Rigid bodies an den femoralen und tibialen Ausrichtungsinstrumentarien bzw. Resektionsschablonen angebracht. Eine intraoperative kinematische Analyse und die Bestimmung zusätzlicher Markierungspunkte führen zur Definition der Zentren von Hüftgelenk, Sprunggelenk und

Kniegelenk und werden überdies zur Größenbestimmung der femoralen Komponente verwendet. Im Weiteren wird nach Festlegung der Beinachse über die LED-gestützten femoralen und tibialen Ausrichtungsinstrumente die Bestimmung der distalen femoralen Resektionsebene und der tibialen Resektionsebene einschl. Höhenbestimmung des tibialen Einsatzes ermöglicht. Alle übrigen Schritte zur endgültigen Implantation der Knieendoprothese spielen sich in konventioneller Weise ab.

Mit dem OrthoPilot-Navigationssystem wurde die SEARCH Evolution LC-Knieendoprothese verwendet.

Der OrthoPilot stellt ein vergleichsweise einfaches System dar, da keine CT- oder MRT-Daten gebraucht werden und keine präoperative Planungsphase erforderlich ist. Nach der Einteilung von Picard [17] fällt das System in die Kategorie der Navigationssysteme, die sich eines intraoperativen Modells ohne intraoperative Bildgebung bedienen.

Material

Die ersten 50 Fälle, bei denen das OrthoPilot-System der Knieendoprothetik angewandt wurde, wurden drei Monate postoperativ radiologisch nachuntersucht und die für die endoprothetische Ausrichtung relevanten Daten wurden erhoben. In die Untersuchung wurden Patienten mit Gonarthrosen der Grade III und IV sowie mit rheumatischen Arthritiden der Stadien LDE IV und V eingeschlossen. Die Operationen wurden von zwei Operateuren durchgeführt. Es kamen ausschließlich Standard-Knieendoprothesen in zementierter Technik zur Anwendung, also wurden Indikationen zum Ersatz des hinteren Kreuzbandes für eine Rotationsplattform oder andere endoprothetische Variationen wie Stielverlängerungen, Unterlegscheiben oder Keile ausgeschlossen. Die Patella wurde nicht künstlich ersetzt. Die Rotation der Femurkomponente wurde nicht in die vorliegenden Untersuchungen einbezogen, da dieser Parameter zu Anfang noch nicht im Wege der Navigation bestimmt werden konnte. Lediglich zwei instrumentierende Mitarbeiter waren beteiligt.

Die genannten Fälle wurden einer Vergleichsgruppe von 50 Patienten, die in konventioneller Weise versorgt wurden, gegenübergestellt. In der Vergleichsgruppe wurde die PFC SIGMA Knieendoprothese in der Standardversion mit dem Specialist-Instrumentarium verwendet. Femoral wurde intramedullär ausgerichtet, tibial wurde extramedullär ausgerichtet. Die Kohorten waren, abgesehen vom Lebensalter, statistisch nicht signifikant voneinander verschieden. Da das Alter keinen direkten Zusammenhang zu den auswertungsrelevanten Kriterien besitzt, liegen vergleichbare Gruppen vor.

Die bei der 3-Monats-Kontrolle erhobenen radiologischen Messwerte beruhen auf standardisierten Einbeinstandaufnahmen im a.p.-Strahlengang und ausreichend langen Röntgenaufnahmen des Kniegelenks liegend im streng seitlichen Strahlengang. An den Einbeinstandaufnahmen wurden die mechanische Achse des Beins, der femorale Einzelwinkel und der tibiale Einzelwinkel vermessen. Anhand der seitlichen Röntgenaufnahmen wurde der femorale Winkel vermessen, dabei wurde eine Vermessungslinie an den distalen femoralen Resektionsschnitt gelegt, die andere wurde an dem ventralen Femurcortex in Höhe des distalen Drittelpunkts des Femur angelegt. Tibial wurde am Plateau der Tibiakomponente angelegt, die andere Messlinie folgte der dorsalen Tibiakortikalis.

Ergebnisse

Die Ergebnisse sind gesamthaft mit Bezug auf ein erreichbares Optimum in Tabelle 1 dargestellt. Hinsichtlich der ermittelten Parameter ergibt sich Folgendes:

■ **Mechanische Achse.** Mit Bezug auf die mechanische Beinachse lagen 13 navigierte Fälle gegenüber 9 manuellen Fällen bei 0°, d.h. im Optimum. In der Gruppe von ±2° Abweichung fiel das Verhältnis 29 zu 22 aus. Im Übergangsbereich bis 4° lagen navigiert 19 Fälle, manuell 24 Fälle. In der manuellen Gruppe fanden sich 4 Ergebnisse jenseits 4°; in der navigierten Gruppe waren es nur 2 Fälle. In der Navigationsgruppe war eine gewisse Tendenz der Ergebnisse in Richtung einer valgischen Positionierung vorhanden, während bei den manuell erzielten Ergebnissen eine deutlichere Tendenz in Richtung einer varischen Positionierung vorhanden war. Die Ergebnisse waren signifikant unterschiedlich zugunsten der Navigation bei $p < 0{,}05$ (Abb. 1).

Tabelle 1. OrthoPilot/manuell (n=50/50)

Abweichung vom Optimum	Mech. Achse		Femoral a.p.		Femoral lat.		Tibial a.p.		Tibial lat.	
	Nav.	Man.	Nav.	Man.	Nav.	Man.	Nav.	Man.	Nav.	Man.
0°	13	9	16	18	17	12	26	19	27	15
1°, 2°	16	13	21	20	18	16	19	25	13	20
3°, 4°	19	24	13	10	13	16	4	4	9	10
>4°	2	4	0	2	2	6	1	2	1	5

☐ sehr gut; ▨ befriedigend; ■ unbefriedigend

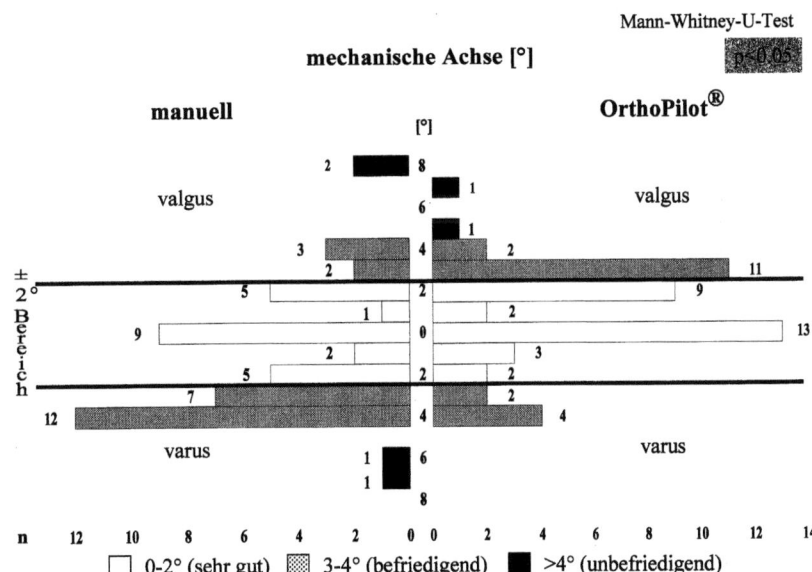

Abb. 1.

■ **Femorale Achse, Frontalebene.** Die Positionierung der Femurkomponenten in der Frontalebene zeigte mit 18 zu 16 Fällen zwischen der manuellen Gruppe und der navigierten Gruppe kaum Unterschiede. Bei Einschluss der Ergebnisse bis ±2° entfielen 38 Fälle auf die manuelle Gruppe und 37 Fälle auf die navigierte Gruppe. Im Übergangsbereich fanden sich 13 Fälle navigiert und 10 Fälle manuell; Ausreißer waren navigiert nicht vorhanden und traten bei manueller Technik zweimal auf. Hinsichtlich dieses Parameters waren signifikante Unterschiede nicht zu erheben. Die etwas engere Verteilungskurve in der Navigationsgruppe zeigte jedoch tendentielle Vorteile für das Verfahren (Abb. 2).

■ **Femorale Achse, Sagittalebene.** Die sagittale Ausrichtung der Femurkomponenten gelang im optimalen Bereich mit 17 Fällen navigiert besser als mit 12 manuellen Fällen. Bei Betrachtung der Ergebnisse bis ±2° entfielen auf die navigierte Gruppe 35 Fälle, auf die konventionelle Gruppe 28 Fälle. Im Übergangsbereich war das Verhältnis navigiert gegen manuell 13 zu 16. Manuell waren 6 Ausreißer gegenüber 2 Ausreißern in der Navigationsgruppe zu verzeichnen. In der manuellen Gruppe war eine deutliche Tendenz in eine flektierte Stellung der Femurkomponenten erkennbar, während in der Navigationsgruppe eine geringere Anzahl von Fällen eher hyperextendiert waren. Die engere Verteilungskurve bei Navigationstechnik spricht tendentiell wiederum für die Anwendung der Navigation; ein signifikanter Unterschied ließ sich nicht nachweisen (Abb. 3).

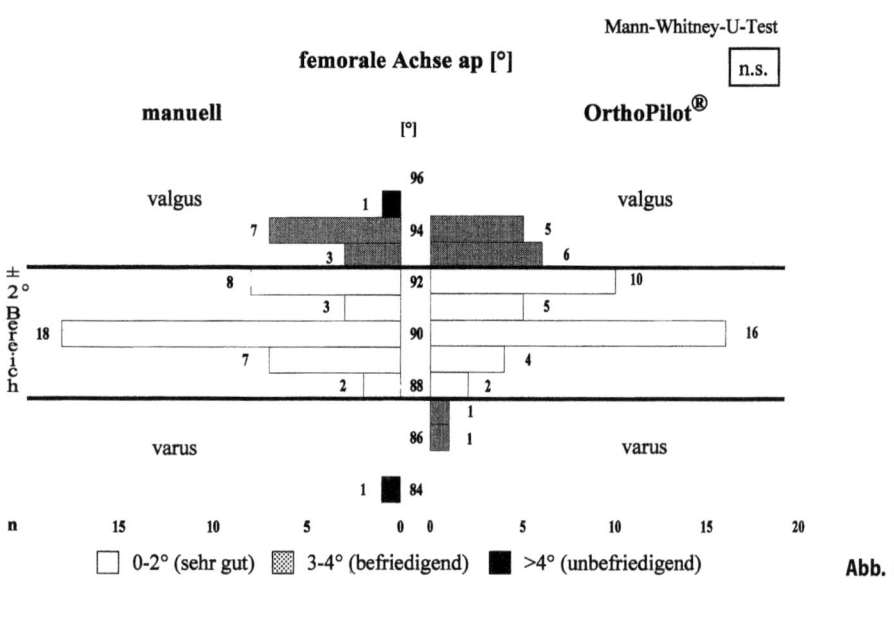

Abb. 2.

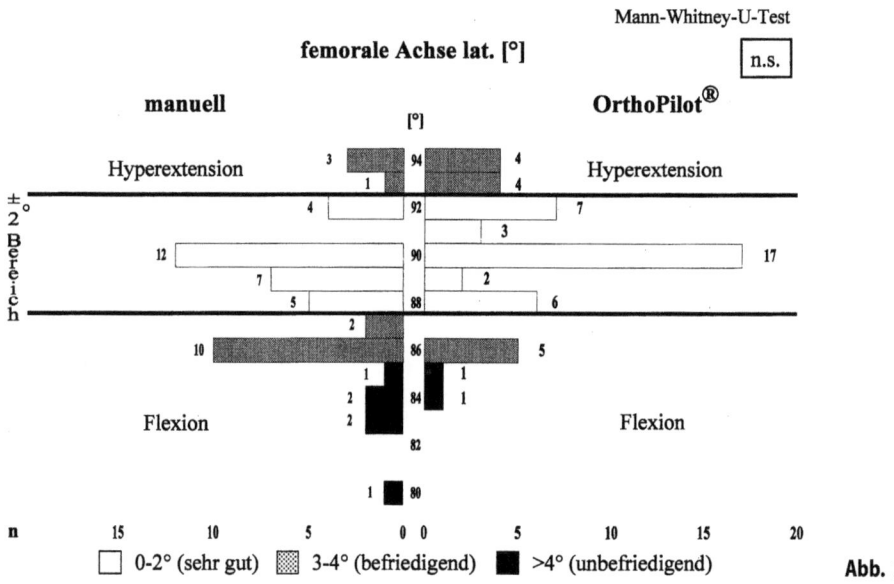

Abb. 3.

■ **Tibiale Achse, Frontalebene.** Bei den Tibiakomponenten in der Frontalebene entfielen 26 Fälle in der Navigationsgruppe auf den optimal erreichbaren Wert, während es in der manuellen Gruppe nur 19 Fälle waren. Unter Einschluss von ±2° Abweichung war das Ergebnis navigiert gegenüber manuell 45 zu 44. In der noch akzeptablen Auswertungsgruppe fanden sich je 4 Fälle, bei den navigierten Fällen 1 Ausreißer und bei den manuellen Fällen 2 Ausreißer. Dabei ist besonders auffällig, dass navigiert sehr viel mehr Fälle direkt im Optimum lagen. Außerdem war erkennbar, dass bei den manuellen Fällen eher eine varische Positionierung erzielt wurde, während bei den navigierten Fällen eine geringe Tendenz in Valgusrichtung bestand (Abb. 4).

■ **Tibiale Achse, Sagittalebene.** Die seitliche Ausrichtung lag navigiert 27-mal und manuell 15-mal im Optimum. In der Gruppe bis ±2° waren es navigiert zusammengefasst 40 Fälle und manuell 35 Fälle. In der Übergangsgruppe zeigten sich navigiert zu manuell mit 9 zu 10 Fällen ähnliche Verhältnisse. Manuell fielen jedoch 5 Ausreißer gegenüber nur einem Fall navigiert auf. Manuell war eine klare Tendenz

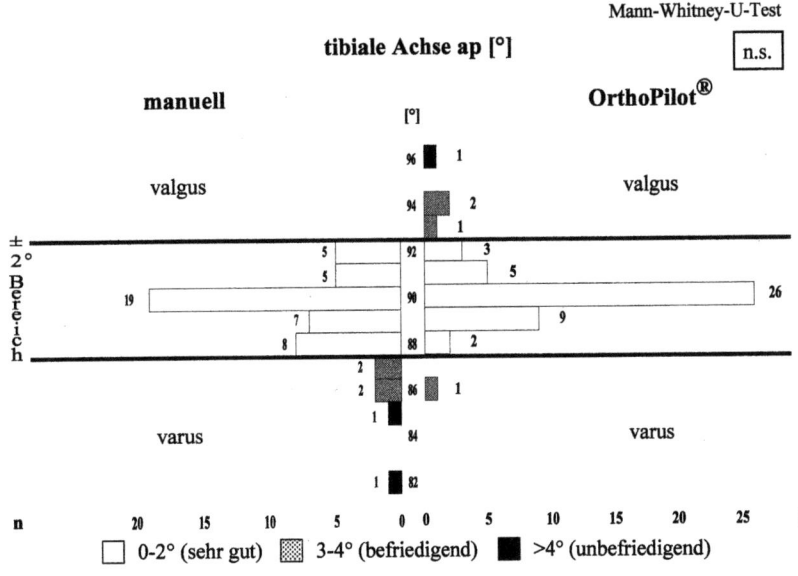

Abb. 4.

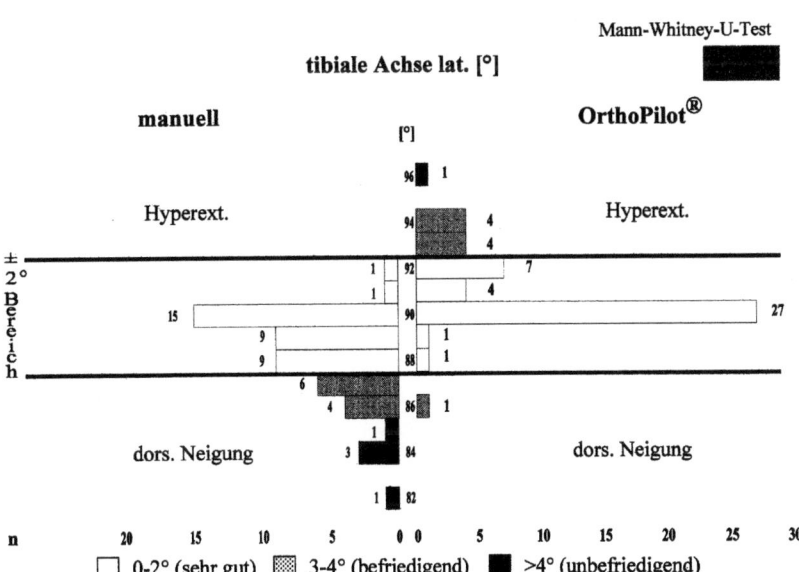

Abb. 5.

zum „dorsal slope" erkennbar, während navigiert in weit geringerem Maß eine gewisse Neigung in die Hyperextension auffiel. Die erheblich schmalere Verteilungskurve bei Anwendung der Navigation erbrachte insgesamt zwischen beiden Gruppen eine statistisch signifikante Differenz bei p < 0,05 (Abb. 5).

Wesentliche Komplikationen traten nicht auf. Der intra- und postoperative Bluttotalverlust zeigte zwischen beiden Kohorten keine signifikanten Differenzen. Naturgemäß war der Zeitaufwand bei Einbeziehung der Navigationstechnik und unter der Berücksichtigung der sog. „learning curve" noch deutlich. Heute wird mit einem Mehraufwand von 10 bis 15 Minuten gerechnet.

Diskussion

Hinsichtlich der Aussagekraft der erzielten Ergebnisse, insbesondere auch beim Vergleich mit einer Kontrollgruppe, ist die Exaktheit und Reproduzierbarkeit der radiologischen Messwerte von entscheidender Bedeutung. Auf die Angabe der anatomischen femorotibialen Winkel wurde verzichtet, da zwischen mechanischer Beinachse und anatomischer Beinachse eine eindeutige Beziehung besteht [7, 15, 22]. Unter Berücksichtigung verschiedener Messmöglichkeiten erscheint es möglich, dass der Winkel zwischen mechanischer und anatomischer Beinachse durchschnittlich in einem Bereich zwischen 5° und 6° liegt [7, 15, 22]. Wesentlich ist, inwieweit die Rotationsstellung des Beines die Messwerte beeinflusst. Jiang und Insall fanden zwischen 20° Innenrotationsstellung und 20° Außenrotationsstellung, dass der Winkel zwischen mechanischer und anatomischer Achse konsistent bei 5° bis 6° liegt. Auch Wright et al. [25] gaben an, dass eine Rotation von 10° nach innen oder außen keine statistisch signifikante Auswirkung auf den radiologisch ermittelten femorotibialen Winkel hat. Auch bei 20° Innen- oder Außenrotation blieb der Effekt gering. Demgegenüber stellten Swanson et al. [22] fest, dass dies im Wsentlichen nur auf Kniegelenke in physiologischer Stellung zutrifft und bei ausgeprägteren Varus- oder Valgusstellungen rotationsbedingte Abweichungen der Messwerte mehrere Grad mit Bezug auf den femorotibialen Winkel betragen können. Bei bis zu 10° Fehlrotation bleiben die Abweichungen deutlich geringer als bei 20° rotatorischer Abweichung. Die Messwertunterschiede zwischen verschiedenen Untersuchungen waren sehr gering und betrugen maximal 0,4°. Wright et al. [25] gaben ferner an, dass bei Beugekontrakturen, selbst wenn die Extremität in der Frontalebene eine physiologische Achse aufweist, Fehlmessungen der femorotibialen Achse bis zu 6° auftreten. Um derartige Fehlerquellen zu minimieren, wurden in den vorliegenden Serien streng standardisierte Röntgen-Einbeinstandaufnahmen angefertigt; die Ausrichtung erfolgt auf eine zwischen den femoralen Epikondylen mittig positionierte Patella und hilfsweise bei lateralisierten Kniescheiben auf die Tuberositas tibiae bei 10° außenrotierter Stellung der Füße, sofern keine Fußdeformitäten vorhanden sind. Auf den seitlichen Röntgenaufnahmen wird auf den Kniegelenkspalt zentriert, sodass die femoralen Verankerungszapfen der Endoprothese gleich lang erscheinen und exakte Referenzpunkte am Vorder- und Hinterrand eines Tibiaplateaus festgelegt werden können. Somit wurde ein sehr weitgehender Ausschluss von Fehlmessungen sichergestellt.

Bei Zugrundelegung einer individuellen Messfehlerbreite von 1° und stellungsbedingten Fehlern der radiologischen Vermessung bis zu 2° erscheint es sinnvoll, neben den optimalen Messwerten 2° Abweichung in die eine oder andere Richtung als sehr gutes Ergebnis zu bewerten und die entsprechenden Kategorien miteinander zu vergleichen. Aus diesem Grund resultiert die Aussage, dass dieVerwendung der Ausrichtung knieendoprothetischer Komponenten in Femur und Tibia gegenüber der konventionellen Vorgehensweise möglich ist.

Nichtsdestoweniger zeigte sich, dass eine durchschnittlich leichte Tendenz zum Positionieren der femoralen Komponenten in Valgusstellung bei Verwendung des Navigationssystems vorhanden war. Die arbiträre Festlegung eines Kniegelenkszentrums stößt naturgemäß bei einem Rotationsgleitgelenk auf Schwierigkeiten [11]. Dennoch muss zur Definition einer mechanischen Achse ein Punkt bestimmt werden. Bei einem Navigationssystem, das über intraoperativ ermittelte Daten ohne zusätzliche Bildgebung zur Definition der mechanischen Achse gelangt, wird die Kniemitte durch eine ausgedehnte Rotation in der Sagittalebene (Flexion-Extension) und eine geringe Rotationsbewegung um die Längsachse bei 90° gebeugtem Knie sowie die abgetasteten Punkte an den dorsalen Femurkondylen und dem ventralen Femurkortex festgelegt. Inwieweit es bei dieser Methode zu einer guten Übereinstimmung der femoralen Achse und der tibialen Achse und damit zu einer einheitlichen mechanischen Beinachse kommt oder es aber im Einzelfall zu geringen Ungenauigkeiten femoralseitig kommen kann, bleibt bisher unklar. Die vorläufigen Resultate sprechen dafür, dass an dieser Fragestellung weitere Untersuchungen ansetzen müssen.

So genannte „Ausreißer" sind aber mit Verwendung des OrthoPilot-Systems gegenüber der konventionellen Instrumentation an Zahl geringer.

Für die Präzision im Ablauf der Navigation ist die Stabilität der Rigid bodies eine unabdingbare Voraussetzung. Aus diesem Grund wurden an den Befestigungsschrauben erhebliche Verbesserungen vorgenommen. Insbesondere bei osteoporotischen Knochenverhältnissen ist es wesentlich, die bikortikalen Schrauben zusätzlich durch schräg in Bohrkanälen verlaufende Nägel zu sichern. Selbst kleinste Verdrehungen führen zu einer fehlerhaften Datenermittlung. Es ist grundsätzlich empfehlenswert, die Rotationssicherungen zu benutzen.

Dennoch besteht eine Schwierigkeit darin, bei fehlerhaft verlaufender Navigation im Einzelnen festzustellen, ob es sich um einen technischen oder systembedingten Fehler handelt oder eine chirurgische Unzulänglichkeit anzunehmen ist. Bei Überprüfung der einzelnen Navigationsschritte sollte daher im Einzelfall bei Unklarheiten eine Wiederholung erfolgen.

In der dargestellten Serie hat sich der zusätzliche Zeitaufwand für die Navigation infolge einer sich einstellenden Routine und mehrerer Verbesserungen deutlich reduziert. Zum raschen Ablauf haben die neuen Fixationsschrauben eine sich weiter verbessernde Software mit klareren Angaben und graphischen Darstellungen und die Tatsache beigetragen, dass die Blutleere vor dem Abdecken angelegt wird, während dies zu Anfang sicherheitshalber erst nach dem Abdecken steril erfolgte. Gegenwärtig ist eine zusätzliche Op-Zeit zwischen zehn und fünfzehn Minuten zu kalkulieren. Dies erscheint, gemessen an den potentiellen Vorteilen der Navigation, ein gerechtfertigter Aufwand.

Der eindeutige Vorteil eines vergleichsweise einfachen Navigationssystems, wie dem OrthoPilot-System, besteht neben dem geringen Zeitaufwand in der Tatsache, dass keine CT- oder MRT-Daten erforderlich sind und eine zusätzliche Strahlenbelastung der Patienten entfällt. Ferner wird eine präoperative Planungsphase eingespart. Die Ermittlung der mechanischen Beinachse bzw. der einzelnen femoralen und tibialen Achse geht aber von festgelegten Annahmen aus, die der Operateur faktisch nicht beeinflussen kann. Mithin könnte auch ein gewisser Nachteil liegen. Bei einer präoperativen Planung mit Entwicklung eines 3D-Modells und dessen Umsetzung in den Operationsablauf besteht für den Operateur die Möglichkeit, die Achsen am Modell selbst festzulegen. Andererseits sind hier wiederum planerische Fehlerquellen nicht auszuschließen.

Erst die Zukunft wird zeigen, zu welchen Ergebnissen andere Navigationssysteme kommen und welchen Einfluss dies auf den langfristigen klinischen Verlauf von Knieendoprothesen nimmt.

Daher ist es erforderlich, auch weiterhin vergleichende Studien zum konventionellen Vorgehen und zwischen verschiedenen Navigationssystemen durchzuführen.

Die vorliegenden Untersuchungen mit Anwendung des OrthoPilot-Navigationssystems in der Knieendoprothetik ermutigen dazu.

Literatur

1. Bargren JH, Blaha JD, Freeman MAR (1983) Alignment in total knee arthroplasty. Clin Orthop 173:178–183
2. Delp SL, Stulberg SD, Davies BL, Picard F, Leitner F (1998) Computer assisted knee replacement. Clin Orthop 354:49–56
3. DiGioia AM, Jaramaz B, Colgan BD (1998) Computer assisted orthopaedic surgery, image guided and robotic assistive technologies. Clin Orthop 354:31–39
4. Hood RW, Vanni M, Insall JN (1981) The correction of knee alignment in 225 consecutive total condylar knee replacements. Clin Orthop 160:94–105
5. Hvid I, Nielsen S (1984) Total condylar knee arthroplasty. Acta Orthop Scand 55:160–165
6. Jeffery RS, Morris RW, Denham RA (1991) Coronal alignment after total knee replacement. J Bone Joint Surg 73B:709–714
7. Jiang C, Insall JN (1989) Effect of rotation on the axial alignment of the femur. Clin Orthop 248:50–56
8. Jonsson B, Astrom J (1988) Alignment and long-term clinical results of a semi-constrained knee prosthesis. Clin Orthop 226:124–128
9. Knutson K, Lindstrand A, Lidgren L (1986) Survival of knee arthroplasties, a nation-wide multicenter investigation of 8000 cases. J Bone Joint Surg 68B:795–803
10. Krackow KA, Serpe L, Phillips MJ, Bayers-Thering M, Mihalko WM (1999) A new technique for determining proper mechanical axis alignment during total knee arthroplasty: Progress toward computer assisted TKA. Orthopedics 22:698–702
11. Leitner F, Picard F, Minfelde R, Schulz HJ, Clinquin P, Saragaglia D (1997) Computer assisted knee surgical total replacement. In: Troccaz J, Grimson E, Mösges R (eds) CVRMed-MRCAS. Springer, pp 630–638
12. Lotke PA, Ecker ML (1977) Influence of positioning of prosthesis in total knee replacement. J Bone Joint Surg 59A:77–79
13. Miehlke RK, Clemens U, Kershally S (2000) Computer integrated instrumentation in knee arthroplasty, a comparative study of conventional and computerized technique. In: Proceedings, 4th Annual North American Program on Computer Assisted Orthopaedic Surgery 93–96, Pittsburgh
14. Nafei A, Kristensen O, Knudson HM, Hvid I, Jensen J (1996) Survivorship analysis of cemented total condylar knee arthroplasty. J Arthoplasty 11:7–10
15. Oswald MH, Jakob RP, Schneider E, Hoogewoud H-M (1993) Radiological analysis of normal axial alignment of femur and tibia in view of total knee arthroplasty. J Arthoplasty 8:419–426
16. Picard F, Saragaglia D, Montbarbon E, Chaussard C, Leitner F, Raoult O (1999) Computer assisted knee arthroplasty – preliminary clinical results with the OrthoPilot System. In: Proceedings, 4th International CAOS Symposium, Davos

17. Picard F, Moody J, Jaramaz B, DiGioia AM, Nikou C, LaBarca RS (2000) A classification proposal for computer-assisted knee systems. In: Proceedings, 4th Annual North American Program on Computer Assisted Orthopaedic Surgery 89–90, Pittsburgh
18. Picard F, DiGioia AM, Sell D, Moody J, Jaramaz B, Nikou C, LaBarca RS (2000) KneeNav-TKR: Concept and clinical application. In: Proceedings, 4th Annual North American Program on Computer Assisted Orthopaedic Surgery 99–100, Pittsburgh
19. Ranawat CS, Flynn WF, Saddler S, Hansraj KH, Maynhard MJ (1993) Long-term results of total condylar knee arthroplasty. A 15-years survivorship study. Clin Orthop 286:94–102
20. Rand JA, Coventry MB (1988) Ten-year evaluation of geometric total knee arthroplasty. Clin Orthop 232:168–173
21. Ritter MA, Faris PM, Keating EM, Meding JB (1994) Postoperative alignment of total knee replacement its effect on survival. Clin Orthop 299:153–156
22. Swanson KE, Stocks GW, Warren PD, Hazel MR, Janssen HF (2000) Does axial limb rotation affect the alignment measurements in deformed limbs? Clin Orthop 371:246–252
23. Scuderi GR, Insall JN, Windsor RE, Moran MC (1989) Survivorship of cemented knee replacement. J Bone Joint Surg 71A:398–409
24. Tew M, Waugh W (1985) Tibial-femoral alignment and the results of knee replacement. J Bone Joint Surg 67B:551–556
25. Wright JG, Treble N, Feinstein AR (1991) Measurement of lower limb alignment using long radiographs. J Bone Joint Surg 73B:721–723

KAPITEL 13

Kinematische Computernavigation für den Kniegelenkersatz

H. Kiefer, U. Schmerwitz, D. Langemeyer

Zusammenfassung

Im Rahmen einer prospektiven Studie wurden 200 Knie-Totalendoprothesen mit dem kinematischen Navigationssystem „OrthoPilot" und 50 Knieprothesen in konventioneller Technik als Kontrollgruppe implantiert. Zusätzliche präoperative bildgebende Verfahren oder intraoperative Durchleuchtung waren dabei nicht erforderlich. In einem Zeitraum von drei bis sechs Monaten postoperativ wurden die gewonnenen klinischen und radiologischen Daten ausgewertet und statistisch aufgearbeitet. Hauptkriterien waren dabei das Alignement bezüglich der mechanischen Tragachse, der Femur- sowie der Tibiaschaftachsen in je 2 Ebenen.

Spezifische systembedingte Komplikationen traten nicht auf. Das Alignement war durch die Navigation bezüglich der 3 Achsen in der Frontalebene und der seitlichen Tibiaplateauneigung statistisch signifikant verbessert, in der seitlichen Femurebene war der Unterschied nicht signifikant. Ausreißer ließen sich während der Lernkurve in der navigierten Gruppe zwar nicht vermeiden, sie waren jedoch weniger häufig. Die Verteilungskurve verläuft in der Mitte steiler und höher, zur Seite hin flacher und schmaler. Der durchschnittliche Zeitmehraufwand für die ersten 200 navigierten Knieprothesen betrug durchschnittlich 14 Minuten.

Einleitung

Obwohl die Überlebensraten von Knieendoprothesen nach 10 Jahren mit 80–90% als relativ gut angegeben werden [2, 13, 15], sind dennoch weitere Verbesserungen anzustreben. Ein realistischer Ansatz für eine verlängerte Überlebenszeit bietet hierzu die Verbesserung des Alignements, also der Achsengeometrie mit geradem Verlauf der mechanischen Tragachse durch Hüft-, Knie- und Sprunggelenksmitte bei horizontal verlaufender Knieebene. Aus zahlreichen Untersuchungen [7–9, 12, 19, 20] ist bekannt, dass eine Korrelation in der Knieendoprothetik zwischen Prothesenalignement und aseptischer Prothesenlockerung besteht. Ungleichmäßige Lastübertragung kann zu höherem Polyäthylenverschleiß, zur Synovialitis und zur Prothesenlockerung führen. So beobachteten Jeffery et al. [9] nach 8 Jahren eine Prothesenlockerung in 24% bei inkorrekter Achsausrichtung, jedoch nur in 3% bei gerader Beinachse. Nach Rand und Coventry [16] ist mit einer 90%-Überlebenszeit von Knieprothesen nach 10 Jahren bei einer Achseinstellung zwischen 0° und 4° Valgus zu rechnen. Eine varische oder valgische Abweichung hiervon reduziert die Überlebensquote auf 73% bzw. 71%.

Tatsächlich werden trotz ausgeklügelter konventioneller Instrumentarien für die Knieendoprothetik mit teils intramedullärer, teils extramedullärer Ausrichtung die idealen Tragachsen nicht immer erreicht. Achsabweichungen sind teilweise erheblich und reichen von 20° Varusbis 23° Valgusfehlstellung [3, 5, 6, 11, 15, 17, 18].

Daraus wird die Arbeitshypothese abgeleitet, dass sich durch die Navigationstechnik eine Präsierung der Achsengeometrie erreichen lässt und dass dadurch eine höhere Langzeitüberlebensrate der Knieprothesen erwartet werden darf.

Erste Ergebnisse des kinematischen Navigationssystems OrthoPilot[1] wurden im Rahmen einer europaweiten Multicenterstudie evaluiert, präliminare Partialergebnisse sind sehr ermutigend [10, 12, 14].

Material und Methoden

Das kinematische „OrthoPilot"-System[1] wurde im Rahmen eines EU-Forschungsprojektes initi-

---
[1] Fa. Aesculap AG, Tuttlingen

iert und später industriell zur klinischen Serienreife entwickelt [4].

Das System besteht aus optoelektronischen Polaris-Stereokameras zur Erfassung der Infrarotsignale so genannter „rigid-bodies", Sendern, die über Schrauben knöchern fest am Beckenkamm, dem distalen Oberschenkel und der proximalen Tibia fixiert sind. Die speziell entwickelte Software kalkuliert auf einer Computerworkstation aus den kinematisch gewonnenen und weiteren durch Oberflächenregistrierung gewonnenen Daten die Gelenkzentren von Hüft-, Knie- und Sprunggelenk. Anhand eines Algorithmus werden daraus die mechanische Femurachse und die korrekten Osteotomie-Ebenen, die Höhe der tibialen Resektion sowie die femorale Prothesengröße kalkuliert und dem Operateur auf dem Bildschirm angezeigt [1]. Die mit einem Infrarotsender bestückten Sägeschablonen können dadurch exakt positioniert und am Knochen fixiert werden. Die Osteotomie selbst erfolgt in konventioneller Weise. Der Operateur wird dabei schrittweise durch die Bildschirmanzeige zum jeweils nächsten Operationsschritt geführt. Bei einem technischen Defekt kann zu jedem Zeitpunkt konventionell ohne Zeitverzögerung weiteroperiert werden.

Zwischen März 1999 und Januar 2001 wurden 200 Patienten in einer von der Ethikkommission genehmigten Studie prospektiv mittels Navigationstechnik mit einer bicondylären Knieendoprothese vom Typ Search LC/Evolution[1] ohne Patellaersatz versorgt. Die gewonnenen klinischen und radiologischen Ergebnisse wurden zwischen drei und sechs Monaten postoperativ mit den Daten von 50 Patienten verglichen, die in konventioneller Weise das selbe Knieprothesensystem erhielten.

Neben der Erfassung intra- und postoperativer Komplikationen wurden die prä- und postoperativen Röntgen-Standardaufnahmen (a.p., seitlich, Patella tangential), mediolateralen Stressaufnahmen sowie standardisierten Ganzbeinstandaufnahmen a.p. ausgewertet. Aus den Röntgenaufnahmen wurden folgende 5 Achsen bewertet: mechanische Tragachse, anatomische Femurachse a.p. und seitlich sowie anatomische Tibiaachse in beiden Ebenen. Eine statistische Auswertung mit dem Vergleich der röntgenologischen Achsen beider Patientengruppen erfolgte in Form des Mann-Whitney u-Tests für Einzeldaten und des Chi-Quadrat-Tests für gruppierte Werte.

Ergebnisse

Von den insgesamt 250 Patienten konnten 247 ausnahmslos zwischen 3 und 6 Monaten nachkontrolliert werden. Sie wiesen hinsichtlich Lebensalter, Geschlecht, betroffener Seite und stationärer Verweildauer keine relevanten Unterschiede auf. Der Body-Mass-Index war in der konventionell operierten Gruppe höher, die Operationszeit in der navigiert operierten Gruppe um durchschnittlich 14 Minuten verlängert (Tabelle 1).

Die Komplikationsrate beider Gruppen ist der Tabelle 2 zu entnehmen.

Mit Ausnahme einer intraoperativ versehentlich nicht entfernten Verankerungsschraube für den rigid body, traten keine spezifischen Komplikationen in der navigierten Gruppe auf. Diese Schraube wurde über Stichinzision am 4. postoperativen Tag folgenlos entfernt.

In der konventionell operierten Gruppe war bei 2 Patienten ein lateralisiertes Patellaalignement zu beobachten. Die Rate notwendiger krankengymnastischer Mobilisationen in Peri-

Tabelle 1. Patientendaten in den beiden Kohorten

Patienten	Navigiert	Konventionell
Anzahl	198	n=49
⌀ Alter (Jahre)	71,0 (55–91)	73,6 (64–92)
Geschlecht: m:f (%)	71:29	78:22
Seite: rechts:links (%)	55:45	48:52
⌀ BMI (body mass index)	28,7 (22–42)	34,1 (20–45)
⌀ Schnitt-Naht-Zeit (min)	124	110
⌀ Stat. Verweildauer (Tage)	22,1	23,4

Tabelle 2. Intra- und postoperative Komplikationen, Häufigkeit pro Kohorte (%)

Komplikationen (%)	Navigiert	Konventionell
■ Intraoperative	1,5	2,0
■ Postoperative	8,6	14,3
davon: Drain angenäht	0,5	0
Infekt (oberflächlich)	0,5	2,0
Patellamalignement	1	4,1
Hämatom/Erguss	3,1	2
Thrombose	8,2	6,1
■ Mobilisation in PDA-Analgesie	3,1	6,1
■ Revisionsoperation (Arthroskopie)	5,1	8,2

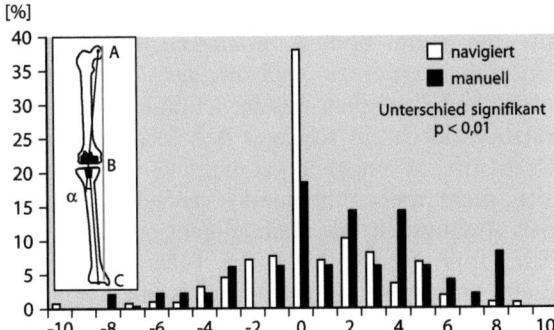

Abb. 1. Mechanische Tragachse postoperativ. Verteilung der Einzelwerte um die ideale 0°-Achse

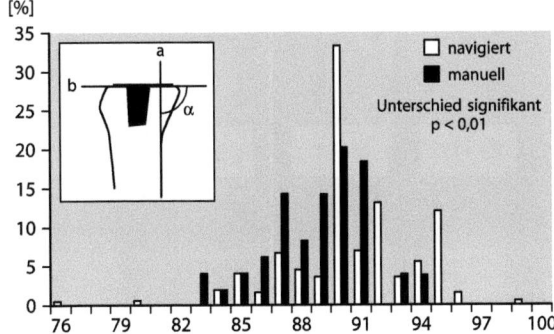

Abb. 3. Tibiale Prothesenkomponente bezogen auf die sagittale Tibiaachse gemessen an der hinteren Tibiakopfkortikalis. Verteilung der Einzelwerte der Plateauneigung („Slope") um den idealen 90°-Winkel zur dorsalen Tibiakopflängsachse

dualanästhesie bei 2 Wochen postoperativ noch nicht wieder erreichter Knieflexion von 90° war in der konventionell operierten Gruppe doppelt so hoch. Revisionspflichtige Hämatome wurden arthroskopisch ausgespült, 2 oberflächliche Infekte heilten unter lokaler Therapie ab.

Während die präoperative Verteilung der Achsabweichungen vom Idealwert in beiden Gruppen keine gravierenden Unterschiede aufwies, war postoperativ ein statistisch signifikanter Unterschied in der Achsabweichung beider Gruppen von der idealen mechanischen Tragachse zu verzeichnen (Abb. 1).

Definiert man die Ergebnisse mit einer Abweichung der Tragachse von höchstens 3° von der Ideallinie als optimal, so ist der Unterschied zwischen den navigiert und den konventionell operierten Patientengruppen mit dem χ^2-Test ebenfalls signifikant (Abb. 2). Identische Ergebnisse mit ebenfalls statistisch signifikanten Unterschieden zwischen beiden Gruppen fanden sich für die Femur- und die Tibiaschaftachse in der Frontalebene. Im seitlichen Strahlengang erwies sich die Tibiakomponente (Abb. 3) als ebenfalls (statistisch signifikant) präziser implantiert, während der Nutzen für die Femurkomponente durch die Navigation zwar graduell zu erkennen, nicht aber statistisch zu sichern war.

Ein röntgenologisches Beispiel eines im Abstand von drei Monaten beidseits operierten Patienten ist in Abb. 4 dargestellt.

Wird eine maximale Abweichung vom idealen Achsenverlauf für die Tragachse mit höchstens 3° und für die anderen 4 Einzelachsen mit jeweils höchstens 2° als tolerabel definiert, so ist dieses Ziel für möglichst viele Achsen gleichzeitig durch die Navigation besser zu erreichen (Abb. 5).

Diskussion

Das verwendete kinematische Navigationssystem „Orthopilot" erfordert keine speziellen Vorbereitungen, insbesondere keine zusätzlichen bildgebenden Verfahren. Die präoperative Planung erfolgt konventionell mit Röntgen-Standard- und Ganzbein-Standaufnahmen, Planungsschablonen, Papier und Bleistift. Der intraoperative

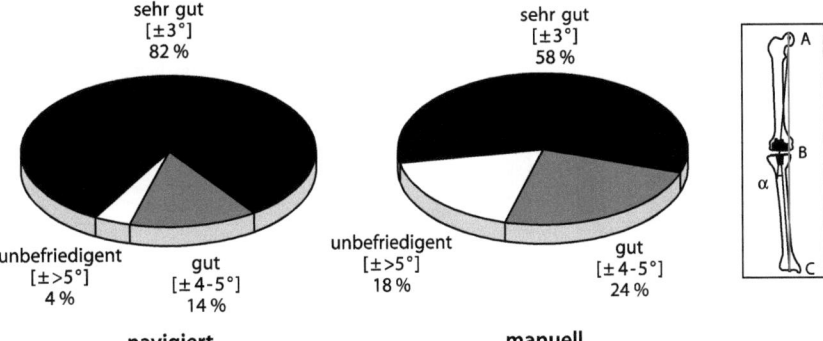

Abb. 2. Mechanische Tragachse. Statistischer Vergleich zwischen den sehr gut (bis 3° Abweichung) bewerteten Achsenverhältnissen zwischen der navigierten und der manuell operierten Gruppe

navigiert: sehr gut [±3°] 82 %, gut [±4-5°] 14 %, unbefriedigend [±>5°] 4 %

manuell: sehr gut [±3°] 58 %, gut [±4-5°] 24 %, unbefriedigend [±>5°] 18 %

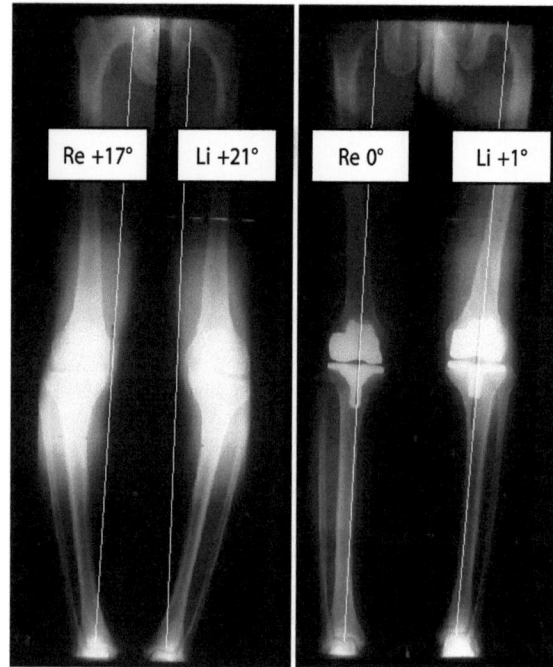

Abb. 4. Röntgenologischer Achsenverlauf beidseits präoperativ und 3 (links) bzw. 9 Monate später (rechts)

zeitliche Mehraufwand ist bei den ersten 200 navigiert implantierten Knieprothesen mit durchschnittlich 14 Minuten OP-Zeitverlängerung vergleichsweise gering. Darin sind auch einige Fälle enthalten, die im Anfang der Lernkurve aus technischen Gründen einen größeren Zeitbedarf erforderten. Durch die inzwischen erfolgte Weiterentwicklung von Hard- und Software und der dazu gewonnenen Handhabungsfertigkeiten beträgt der durchschnittliche zeitliche Mehraufwand heute nur noch 10 Minuten.

Zwischenzeitlich sind die Knochenschrauben für die rigid bodies verlängert worden. Ein Übersehen einer zu entfernenden Schraube ist nicht mehr möglich. Diese Schrauben sind zusätzlich durch ein schräges Bohrloch mit einem Drahtstift im Knochen verriegelbar und können sich nicht mehr unbemerkt verdrehen, was in der Anfangszeit zu zweimaligem Abbruch der Navigation führte. In diesen Fällen konnte jedoch problemlos konventionell weiter operiert werden – diese beiden Fälle wurden aus der Wertung der Navigationsgruppe herausgenommen und durch komplett navigierte Fälle ersetzt.

Die Vorteile hinsichtlich signifikant höherer Präzision bei der achsengerechten Implantation bicondylärer Kniegelenksendoprothesen durch die Navigation sind klar zu erkennen. Dem Operateur steht ein Hilfsmittel zur Verfügung, welches nach einer Lernkurve die Präzision der Implantation signifikant erhöht. Dies wird insbesondere deutlich, wenn die Anzahl der beurteilten Achsen bei einem Patienten ermittelt wird. Während bei konventioneller Technik die Quote für eine korrekt implantierte Knieprothese für keine, eine oder 2 Achsen relativ hoch ist, lassen sich 3, 4 oder 5 präzise Achsen durch die Navigation mit einer statistisch signifikant höheren Wahrscheinlichkeit erreichen (Abb. 6).

Intraoperative kritische Plausibilitätskontrollen sind ratsam, um eventuelle Fehler erkennen und gegensteuern zu können. Im Falle des Ausreißers mit 10° Valgusfehlstellung postoperativ (Abb. 1) war diese Kontrolle intraoperativ unzureichend. Präoperative Ganzbein-Standaufnahmen sind notwendig, weil nur damit extraartikuläre Schaftfehlstellungen erkannt werden kön-

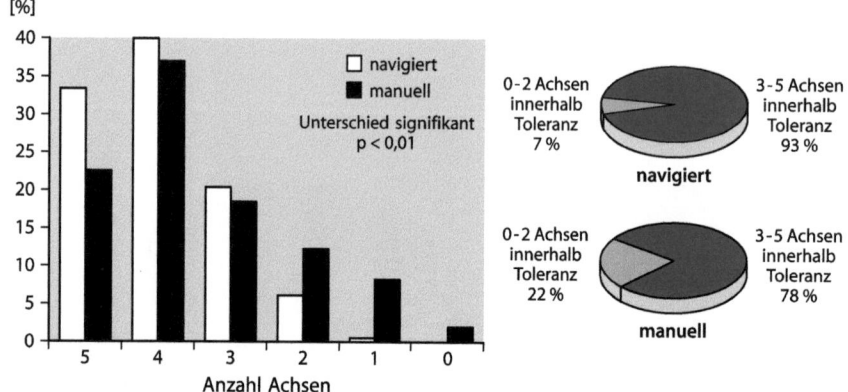

Abb. 5. Anzahl der ausgewerteten Achsen innerhalb der Toleranzgrenze von jeweils 2° für die femoralen und tibialen Einzelachsen in beiden Ebenen und für 3° für die mechanische Tragachse

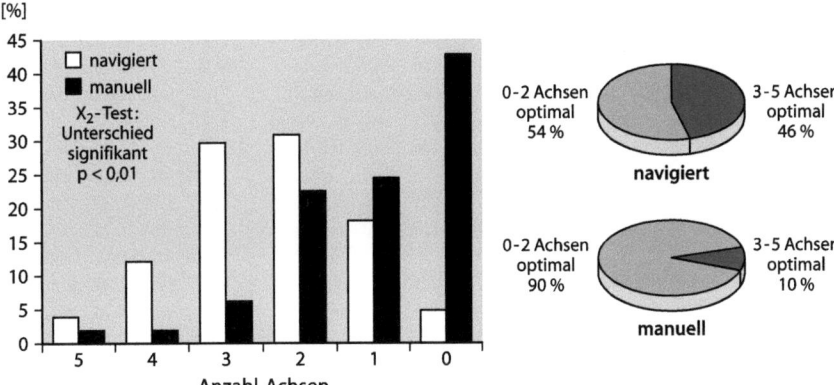

Abb. 6. Die Wahrscheinlichkeit, eine Knieprothese mit 3 bis 5 Achsen innerhalb der Toleranz (2° für die femoralen und tibialen Einzelachsen, 3° für die mechanische Tragachse) implantieren zu können, ist durch Computernavigation statistisch signifikant hö-

nen. Der Versuch, diese intraartikulär zu korrigieren, kann sonst zu Fehlosteotomien führen. Schaftfehlstellungen können nicht intraartikulär korrigiert werden, eine irreparable Seitenbandinstabilität wäre sonst die Folge. Ein kinematisches Navigationssystem kann im Gegensatz zu CT-gesteuerten Techniken naturgemäß Achsen nur integriert erfassen.

Bei einem Systemkostenvolumen von ca. € 140 000,– einem vergleichsweise minimalen zusätzlichen Operationsaufwand und ohne jede zusätzliche Vorbereitung stellt das System ein gut zu handhabendes, einfaches Hilfswerkzeug für den Operateur dar, welches die Präzision der Implantation patientengerecht verbessert, ohne im klinischen Alltag belastend zu sein.

Da mittlerweile auch die Hüftpfannenimplantation routinemäßig mit dem OrthoPilot erfolgt und weitere Softwareapplikationen wie Umstellungsosteotomien und Kreuzbandplastiken bereits testweise auf derselben Hardware laufen, werden sich die Gerätekosten trotz zusätzlicher Aufwendungen für die Softwarepflege rasch amortisieren.

Die hier dargestellten Ergebnisse korrelieren sehr gut mit den Daten der eigenen Pilotstudie [10] als auch mit den bisher publizierten Resultaten [12].

Schlussfolgerung

Mit dem computergesteuerten Navigationssystem „Orthopilot" lässt sich eine höhere Präzision in der Knieendoprothetik erreichen, wobei die Verteilungskurven guter und schlechter Ergebnisse schmaler und zentral höher werden. Intraoperativ ist eine präzise Überprüfung der Bandspannung möglich. Der operative Zeitmehraufwand ist bei CT-freier Anwendung durch die höhere Präzision gerechtfertigt, spezifische Komplikationen sind nicht zu erwarten.

Literatur

1. Bloemer W (2000) Knieendoprothetik – Herstellerische Probleme und technologische Entwicklungen. Orthopäde 29:688–696
2. Buechel FF Sr, Buechel FF Jr, Pappas MJ, D'Alessio J (2001) Twenty-year evaluation of meniscal bearing and rotating platform knee replacements. Clin Orthop 388:41–50
3. Coull R, Bankes MJK, Rossouw DJ (1999) Evaluation of tibial component angles in 79 consecutive total knee arthroplasty. Knee 5:165–174
4. Delp SL, Stulberg SD, Davies B, Picard F, Leitner F (1998) Computer assisted knee replacement. Clin Orthop 354:49–56
5. Feng EL, Stulberg SD, Wixson RL (1994) Progressive subluxation and polyethylene wear in total knee replacements with flat articular surfaces. Clin Orthop 299:60–71
6. Goodfellow JW, O'Connor JJ (1986) Clinical results of the Oxford knee. Clin Orthop 205:21–24
7. Hsu HP, Garg A, Walker PS, Spector M, Ewald FC (1989) Effect of knee component alignment on tibial load distribution with clinical correlation. Clin Orthop 248:135–144
8. Insall JN, Binazzi R, Soudry M, Mestriner LA (1985) Total knee arthroplasty. Clin Orthop 192:13–22
9. Jeffery RS, Morris RW, Denham RA (1991) Coronal alignment after total knee replacement. J Bone Joint Surg Br 73(5):709–714

10. Kiefer H, Langemeyer D, Schmerwitz U (2001) Computergestützte Navigation in der Knieendoprothetik. Eur J Trauma (E-Suppl 1):128–132
11. Laskin RS (1990) Total condylar knee replacement in patients who have rheumatoid arthritis. A ten year follow-up study. J Bone Joint Surg 72A:709–714, 529–535
12. Mielke RK, Clemens U, Jens JH, Kershally S (2001) Navigation in der Knieendoprothetik – vorläufige klinische Erfahrungen und prospektiv vergleichende Studie gegenüber konventioneller Implantationstechnik. Z Orthop 139:109–116
13. Nafei A, Kristensen O, Knudson HM, Hvid I, Jensen J (1996) Survivorship analysis of cemented total condylar knee arthroplasty. J Arthroplasty 11:7–10
14. Picard F, Saragaglia D, Montbarbon E, Chaussard C, Leitner F, Raoult O (1999) Computer assisted knee arthroplasty – preliminary clinical results with the OrthoPilot system. In: Proceedings 4th International CAOS Symposium, Davos
15. Ranawat CS, Flynn WF Jr, Saddler S, Hansraj KK, Maynard MJ (1993) Long-term results of the total condylar knee arthroplasty. A 15-year survivorship study. Clin Orthop 286:94–102
16. Rand JA, Coventry MB (1988) Ten-year evaluation of geometric total knee arthroplasty. Clin Orthop 232:168–173
17. Ritter MA, Herbst SA, Keating GM, Faris PM (1994) Radiolucency at the bone-cement interface in total knee replacement. J Bone Joint Surg 76A:60–65
18. Ritter MA, Faris PM, Keating EM, Meding JB (1994) Postoperative alignment of total knee replacement. Its effect on survival. Clin Orthop 299:153–156
19. Tew M, Waugh W (1985) Tibiofemoral alignment and the results of knee replacement. J Bone Joint Surg Br 67(4):551–556
20. Windsor RE, Scuderi GR, Moran MC, Insall JN (1989) Mechanisms of failure of the femoral and tibial components in total knee arthroplasty. Clin Orthop 248:15–20

CAOS in der Knieendoprothetik

W. Siebert, S. Mai, P. F. Heeckt

Die Implantation einer Kniegelenksendoprothese ist heutzutage bei destruierenden Gelenkserkrankungen nach Ausschöpfung der übrigen zur Verfügung stehenden Therapiemöglichkeiten eine gängige Behandlungsmethode. Trotz moderner Implantationsinstrumentarien und optimiertem Endoprothesendesign ist die Implantatlage auch bei gewissenhaftester Operationsplanung und genauester Durchführung nicht immer zufriedenstellend. Erhebliche postoperative Abweichungen der mechanischen Achse, der Rotation sowie der mediolateralen und ventrodorsalen Neigung werden in der Literatur beschrieben [1, 11, 18, 25].

Allein bei der Auswahl des Insertionspunktes des femoralen intramedullären Führungsstabes können Achsabweichungen bis zu 8,3° resultieren [16]. Sowohl die Länge des Führungsstabes als auch das Ausmaß der Femurkrümmung haben weiteren Einfluss auf die spätere Implantatlage.

Bei Nachuntersuchungen fanden Jeffery und Mitarbeiter bei 115 Patienten eine Abweichung der mechanischen Achse von mehr als 3° in 32% der Fälle [11]. Tew berichtete über eine Abweichung von mehr als 5° in 34% und mehr als 9° in 7% von insgesamt 428 nachuntersuchten Patienten [25]. Stern und Insall beschrieben Abweichungen von 6° varus bis 16° valgus und in der Sagittalebene am Femur von -3° bis +40° Flexion sowie 84° bis 95° an der Tibia bei 289 Patienten [24]. Es besteht allgemeine Übereinstimmung, dass Achsabweichungen und ungenaue Implantatpositionierung zu frühzeitiger Lockerung von Knieendoprothesen führen [4, 5, 13, 21]. Achsabweichungen von mehr als 3° bzw. ein Verlauf der so genannten „Maquet-Linie" außerhalb des mittleren Drittels der Knieendoprothese gelten als die häufigste Ursache für frühzeitiges Versagen [7, 10, 20]. Insbesondere zementfreie Systeme haben teilweise eine unbefriedigend hohe Lockerungsrate [3].

In Anbetracht dieser Daten erscheint eine Optimierung der Knieprothesenimplantation durch bereits aus Hüftendoprothetik, Kreuzbandersatz und Wirbelsäulenchirurgie bekannte CAOS (Computer-Assisted Orthopedic Surgery)-Techniken sinnvoll zu sein [6, 8, 9, 17]. Klinisch einsetzbare Techniken wurden sowohl für Navigations- als auch Robotersysteme entwickelt. Um eine längere Haltbarkeit von Knieendoprothesen zu erzielen muss bei beiden Systemen das angestrebte Ziel sein, standardisiert und reproduzierbar die mechanische Achse in allen Ebenen zuverlässig wiederherzustellen und die Endoprothesenkomponenten bezüglich Rotation und Neigung frontal wie sagittal exakt auszurichten. Weiterhin sollte die Patella in ihrem Gleitlager zentral laufen und die Bandführung ausbalanciert sein. In der Folge werden Technik und Ergebnisse der in unserer Klinik verwendeten Navigations- und Robotersysteme zur Knieprothesenimplantation vorgestellt.

Roboterassistierte Knieprothesenimplantation

Eine Totalendoprothese des Kniegelenks (Knie-TEP) kann derzeit mit Hilfe von zwei kommerziell erhältlichen Robotersystemen (Robodoc, ISS, Sacramento und CASPAR, U.R.S.-ortho, Rastatt) durchgeführt werden. Die folgenden Ausführungen beziehen sich auf das CASPAR-System, welches seit 1999 in unserer Klinik eingesetzt wird.

Operationstechnik

Drei Schritte sind bei der Knie-TEP mit dem CASPAR-System wichtig und sollen daher gesondert beschrieben werden.

■ **1. Pin-Setzung.** Zur späteren intraoperativen Lageerkennung durch den Roboter (Registrierung) müssen die zu operierenden Knochenanteile vor Anfertigung des Planungs-CTs mit Schrauben (Pins) markiert werden. Es wird jeweils ein femoraler und ein tibialer Pin benötigt. Beide Pins haben unterschiedliche, der jeweiligen Knochenstruktur angepasste, selbstschneidende Gewinde. Die Pins werden femoral von ventral und tibial von ventromedial so platziert, dass die Inzisionen möglichst im Bereich des späteren Zugangs zu liegen kommen. Um absolute Stabilität der Schrauben zu gewährleisten werden die Schrauben bikortikal eingebracht. Die Haut wird über den Pins wieder verschlossen, sodass die eigentliche Operation wahlweise am gleichen oder am darauffolgenden Tag ausgeführt werden kann.

■ **2. CT-basierte Planung.** Nach dem Setzen der Pins wird ein Planungs-CT des betroffenen Beins angefertigt. Hierbei werden der Hüftkopf, beide Pins und das Knie- und Sprunggelenk abgebildet. Um die Qualität des CTs besonders bezüglich Verwackelungen während der Aufnahme nachzuweisen wird ein Kalibrierungsstab am Bein angelegt.

Die CT-Daten werden sodann auf die PC-basierte Planungsstation übertragen. Jetzt kann die Qualität des CTs und die Lage der Pins überprüft werden. Danach werden die anatomischen Merkmale des Patienten festgehalten. Die mechanische und anatomische Achse werden getrennt für Femur und Tibia in der Frontal-, Sagittal- und Transversalebene bestimmt. Weitere Bezugsgrößen sind die Gelenklinie, der so genannte „epicondylar twist" (Winkel zwischen Epicondylarlinie und dorsaler Condylarlinie) [14], die Rotation der Tibia in sich selbst (Winkel zwischen dorsaler Begrenzung des Tibiakopfes und der Sprunggelenkslinie) und das Verhältnis von hinterer Tibiabegrenzung zur dorsalen Condylarlinie. Nach Abschluss der Planung werden alle Veränderungen dieser Winkel einschließlich eventueller Translationen angezeigt.

Im nächsten Schritt werden Implantattyp und Implantatgröße aus der Computerdatenbank ausgewählt und virtuell platziert. Es muss nun entschieden werden, wie viel Außenrotation femoral und tibial nötig sind, um ein zentrales Gleiten der Patella zu gewährleisten. Es besteht die Möglichkeit, die Gelenklinie und den dorsalen Slope anatomisch oder klassisch zu legen. Ein ungewolltes „Notching" kann damit sicher vermieden werden. Es ist beeindruckend, wie sich die Änderung eines einzelnen Parameters auf alle anderen Parameter einschließlich der mechanischen Achse auswirkt. Da man dreidimensional durch das CT „scrollen" kann, erkennt man schnell den exakten Sitz aller Bereiche der Endoprothese, was dazu führt, dass man wählerisch bezüglich des Implantats und der angebotenen Größen wird (Abb. 1). Das System gibt weiterhin einen Hinweis auf die Veränderung der „extension gaps" und „flexion gaps" sowie der zu erwartenden Bandspannung.

Nach virtueller Platzierung der Implantate müssen noch die Fräsbereiche festgelegt werden, um unnötiges Leerfräsen zu vermeiden und die Weichteile zu schonen. Ein abschließender Überblick über die Planung wird ausgedruckt und die Daten mit einer Transferkarte auf den Roboter übertragen.

■ **3. Roboterassistierte Implantation.** Über einen klassischen medianen Zugang (in dem die Inzisionen für die Pins liegen) gehen wir medial parapatellar in die Kniegelenkshöhle ein. Das Bein wird in einer speziellen Halterung unter Einbringen je einer Schanz'schen Schraube mit zentralem selbstschneidendem Gewinde in Femur und Tibia fixiert. Der spezielle Rahmen enthält auch Vorrichtungen zur Fixierung von Haken und Hebeln. Unerwünschte Knochenbewegungen werden durch reflektierende „Rigid bodies" an den Schanz'schen Schrauben und an der Halterung von einer Infrarotkamera zuverlässig registriert (Abb. 2). Falls die Bewegung den Toleranzbereich übersteigt wird das Robotersystem sofort gestoppt. Zur Registrierung der Knochenlage werden nun die Pins in Femur und Tibia mittels eines Messfühlers vom Roboter abgetastet und das Ergebnis mit den gespeicherten CT-Daten verglichen. Wenn die Daten übereinstimmen kann der Roboter mit der Fräsung der femoralen und tibialen Komponente beginnen. Die Fräsungen werden mit verschiedenen Fräsköpfen unter ständiger Wasserkühlung mit integriertem Spritzschutz durchgeführt. Nach Entfernung der Haltevorrichtung und der Pins erfolgt die Balancierung der Weichteile und das Einsetzen der Endoprothesenteile in herkömmlicher Technik.

Material und Methoden

Die Entwicklung der Knie-TEP-Applikation für das CASPAR-System erfolgte unter klinischer Leitung unserer Klinik. Seit 1999 wurde das System

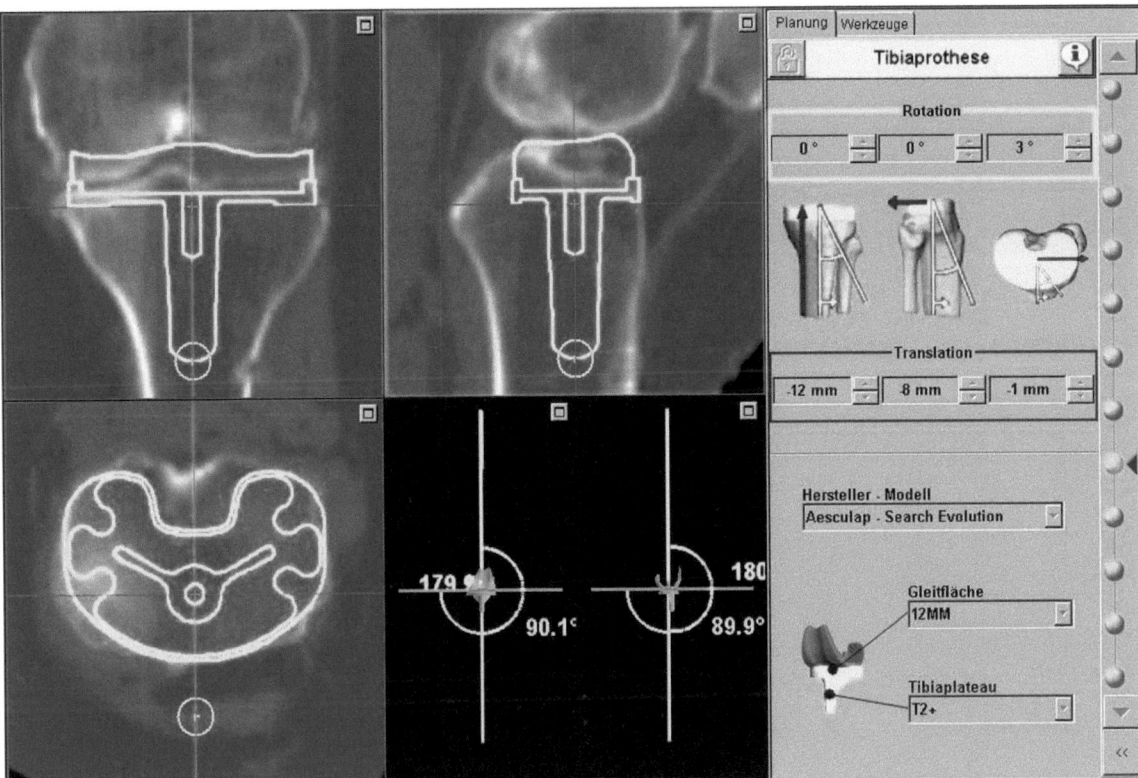

Abb. 1. Dreidimensionale Planung Tibiaendoprothese

zunächst an künstlichen, dann an humanen Knochen erprobt und das Verfahren standardisiert. Am 27. 3. 2000 wurde in unserer Klinik die erste roboterassistierte Knie-TEP problemlos implantiert. Bis August 2001 wurden im Rahmen einer klinischen Studie 70 roboterassistierte Knieendoprothesen bei 69 Patienten (48 Frauen, 21 Männer), mit einem Durchschnittsalter von 66 Jahren (46–87 Jahre) eingesetzt. Eine Patientin, die beidseitig unter erheblichen Arthrosebeschwerden litt, erhielt eine beidseitige roboterassistierte Knie-TEP in einer Sitzung. Als Kontrollgruppe diente eine Gruppe von 52 Patienten (40 Frauen, 12 Männer) die im gleichen Zeitraum mit der traditionellen Technik operiert wurden. Die Indikation war in allen Fällen eine idiopathische Gonarthrose (Abb. 3). In der Robotergruppe wurde das LC Search Evolution Kniesystem (Aesculap, Tuttlingen) eingesetzt. Zu Beginn stand nur dieses Implantat für das Robotersystem CASPAR zur Verfügung. In der traditionellen Gruppe wurde das NexGen Kniesystem (Zimmer Inc., Warsaw, IN, USA) verwendet.

Ziel der Studie war es, etwaige Komplikationen der roboterassistierten Technik zu erkennen und einen Nachweis der Präzision und Reproduzierbarkeit zu führen. Hierzu wurden bei allen Patienten prä- und postoperativ Ganzbeinaufnahmen im Stehen angefertigt und die mechanische Achse vermessen. Der postoperativ erreichte Ist-Wert der mechanischen Achse wurde jeweils mit dem präoperativen Soll-Wert verglichen. Zur weiteren Beurteilung wurden in regelmäßigen Intervallen von allen Patienten der KSS (Knee Society Score) und der HSS (Hospital for Special Surgery Score) erhoben.

Ergebnisse

■ **Allgemeine Beobachtungen und Komplikationen.** Die Operationsdauer für die ersten 70 mit dem Roboter operierten Patienten betrug im Mittel 135 Minuten (80–220). Nach einer deutlichen Lernkurve des gesamten Op-Teams betragen die Operationszeiten jetzt regelmäßig ca. 2 Stunden.

Auffällig war in der frühpostoperativen Phase eine geringere Weichteilschwellung und eine bessere Beweglichkeit in der Robotergruppe gegenüber herkömmlich operierten Patienten. Um die volle Beweglichkeit wieder herzustellen, wurde

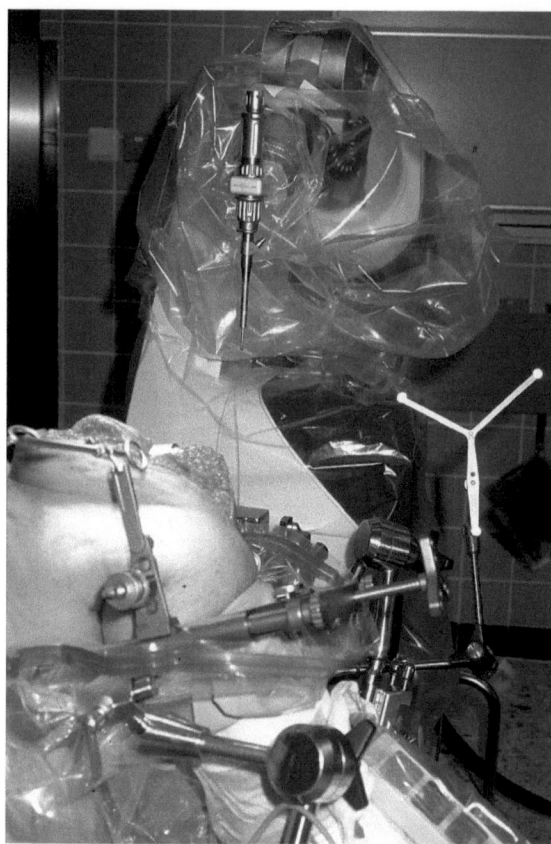

Abb. 2. Operationsroboter CASPAR, Op-Aufbau mit passiven Navigationsmarkern

bei 7 Patienten in der Robotergruppe und bei 2 Patienten in der Kontrollgruppe eine Narkosemobilisation des Kniegelenks durchgeführt. Bei Entlassung konnten alle Patienten das Knie voll strecken und mindestens 90° beugen.

Durch den Einsatz des Roboters wurden in keinem Fall schwere Komplikationen verursacht. Bei einem Patienten trat ein mechanisches Problem an einem Pin auf, wodurch die Registrierung verfälscht wurde und eine geringe Fehlfräsung des Femurs resultierte, die manuell ausgeglichen werden konnte. Infolge von Osteoporose lockerte sich ein Pin an der Tibia, sodass die Operation manuell beendet wurde.

Drei Patienten hatten Zeichen einer oberflächlichen Wundinfektion im Bereich der Pineintrittsstellen, die sich unter konservativen Maßnahmen rasch zurückbildeten, einmal musste revidiert werden. Es sind ausschließlich Patienten, bei denen die Schrauben über einen separaten Schnitt eingebracht wurden. Die Technik wurde später dahingehend verändert, dass die Inzisionen im Bereich des Op-Zugangs lagen. Es entstand eine Hautnekrose bei einer Patientin mit einer Adipositas permagna. An den Eintrittsstellen der Schanz'schen Schrauben traten zu keiner Zeit Beschwerden auf. Bei einem Patienten trat ein halbes Jahr postoperativ ein Spätinfekt auf, der mit einmaliger Spülung und Antibiose ausheilte. Bei der Jahreskontrolle war er beschwerdefrei bei reizlosen Verhältnissen.

Unter einer tiefen Beinvenenthrombose litten zwei Patienten.

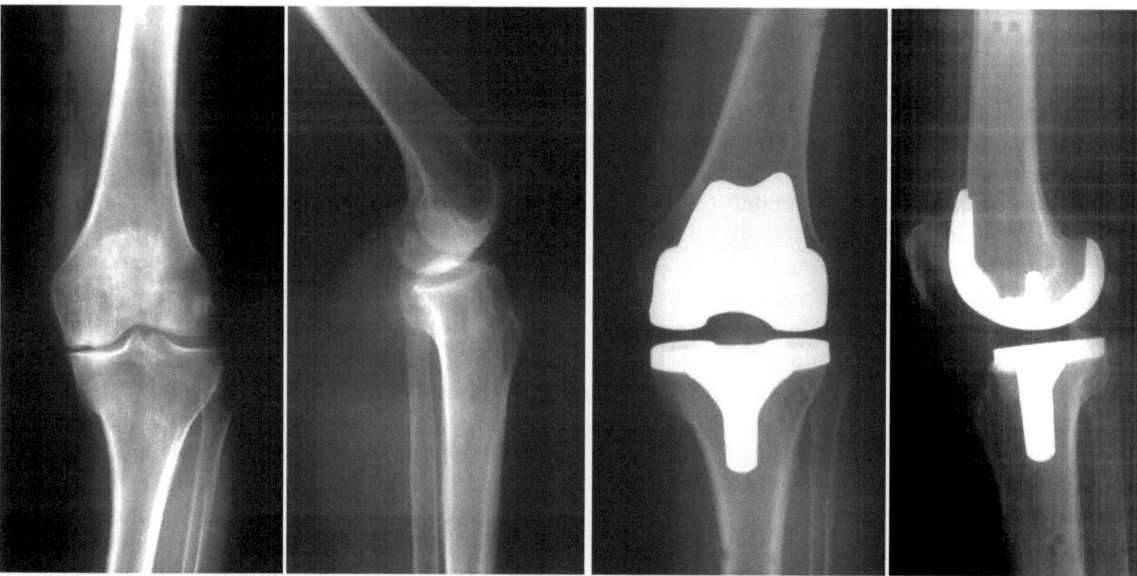

Abb. 3. Gonarthrose, präoperatives Bild – Operationsergebnis mit korrektem Sitz des Implantates

Femorotibialer Winkel	CASPAR (70 P)	Manuell OKK (52 P)
0–2°	97,2 %	69 %
3°	2,8 %	
>3°	--	31 %
Standardabweichung	1°	2,2°
Mittlere Abweichung geplante/erreichte Achse	0,8°	2,6°

Abb. 4. Auswertung der mechanischen Beinachse. Vergleich Roboter assistiert und manuell

■ **Messung der mechanischen Achse.** Die mechanische Kniegelenksachse wurde in der Regel auf einen tibiofemoralen Winkel von 0° geplant. Lediglich bei einem Patienten in der Robotergruppe mit einer Varusdeformität von 20° wurde ein Varuswinkel von 3,7° geplant, um eine übermäßige Knochenresektion zu vermeiden und eine ausreichende Bandspannung zu erhalten. Der Vergleich zwischen präoperativ geplanter Achse und postoperativem Ergebnis zeigte eine mittlere Abweichung von 0,8° (0–3°) in der Robotergruppe und von 2,6° (0–7°) in der Kontrollgruppe. Die Verteilung der Varus- und Valgusabweichungen vom geplanten Ergebnis ist in Abbildung 4 dargestellt. Der Unterschied zwischen beiden Gruppen war signifikant ($p < 0{,}0001$).

■ **Funktionsscore/Assessment.** Die Nachuntersuchungen nach 3, 6 und 12 Monaten zeigten radiologisch in keiner Gruppe sichtbare Veränderungen der Implantatlage. Die Werte des Knee Society Scores (KSS) waren in beiden Gruppen vergleichbar ohne signifikante Unterschiede (Abb. 5 a, b).

Schlussfolgerungen

Durch den Einsatz des CASPAR-Systems lassen sich sehr gute Operationsergebnisse erzielen insbesondere bezüglich der Implantatlage. Ein wesentlicher Bestandteil ist die exakte präoperative Planung, bei der alle Achsen und Winkel, Rotationen und Kippungen berücksichtigt werden. Diese Planung, die in Ruhe am Rechner durchgeführt werden kann, wird dann während der Operation zuverlässig und präzise umgesetzt. Intra- oder extramedulläre Orientierungshilfen, die auch bei sorgfältiger Handhabung eine gewisse Ungenauigkeit beinhalten, entfallen komplett.

Durch die genaue Festlegung der Fräsbahn und der Fräsart besteht eine hohe Sicherheit bezüglich der Verletzungsgefahr von Weichteilen, insbesondere der Seitenbänder, Gefäße und Nerven, die beim Sägen mit den herkömmlichen oszillierenden Sägeblättern durchaus in Mitleidenschaft gezogen werden können. Der Knochenblock, in den das hintere Kreuzband einstrahlt, kann sicher erhalten werden. Aufgrund der Frästechnik sind die Fräsflächen absolut plan, sodass die Implantate perfekt sitzen, was gerade bei zementfreien Systemen Voraussetzung ist. Der Knochenverlust kann auf ein Mindestmaß reduziert werden. Sollte die Fräsung aus irgendeinem Grunde abgebrochen werden müssen, kann jederzeit auf die manuelle Methode umgestiegen werden, wobei am Femur bereits die erste Fräsung zum Anlegen der Schablone verwendet werden kann.

Schwierigkeiten können sich ergeben bei sehr straffen Verhältnissen im Bereich des Quadriceps und der Patellarsehne, da die Patella zur Fräsung des vorluxierten Tibiaplateaus ausreichend nach lateral weggehalten werden muss. Hierzu könnte ausnahmsweise ein Quadriceps snip-Zugang erforderlich werden.

Die ipsilaterale Hüfte muss eine Beugung von ca. 50° erlauben, um das Bein in der Halterung zu stabilisieren. Bei der Handhabung dieses inzwischen bereits deutlich verbesserten Halteapparates ist durchaus noch Zeit im Op-Ablauf einzusparen, sodass wir hoffen, mit der Operationsdauer bald regelmäßig im Bereich der üblichen Op-Zeiten für Knie-TEPs zu liegen.

Ausblick für die Robotik

Im Vergleich mit der traditionellen Technik erfordert der Einsatz eines Roboters derzeit noch einen höheren zeitlichen und finanziellen Aufwand. Eine deutliche Zeitersparnis und Komfortsteigerung für den Patienten ließen sich bei pinfreier Registrierung erreichen. An dieser Technik wird derzeit mit Nachdruck gearbeitet. Auf jeden Fall darf eine pinfreie Technik nicht auf Kosten der Präzision gehen. Derzeit kann auf das Planungs-CT noch nicht verzichtet werden; denkbare Alternativen für die Zukunft bieten sich an in der 3-D-Bildwandlertechnik, NMR oder Sonographie. Der erhöhte finanzielle Aufwand ist zu rechtfertigen, wenn die Langzeitergebnisse wie gehofft durch die gesteigerte Präzision eine Verlängerung der Standzeit ergeben.

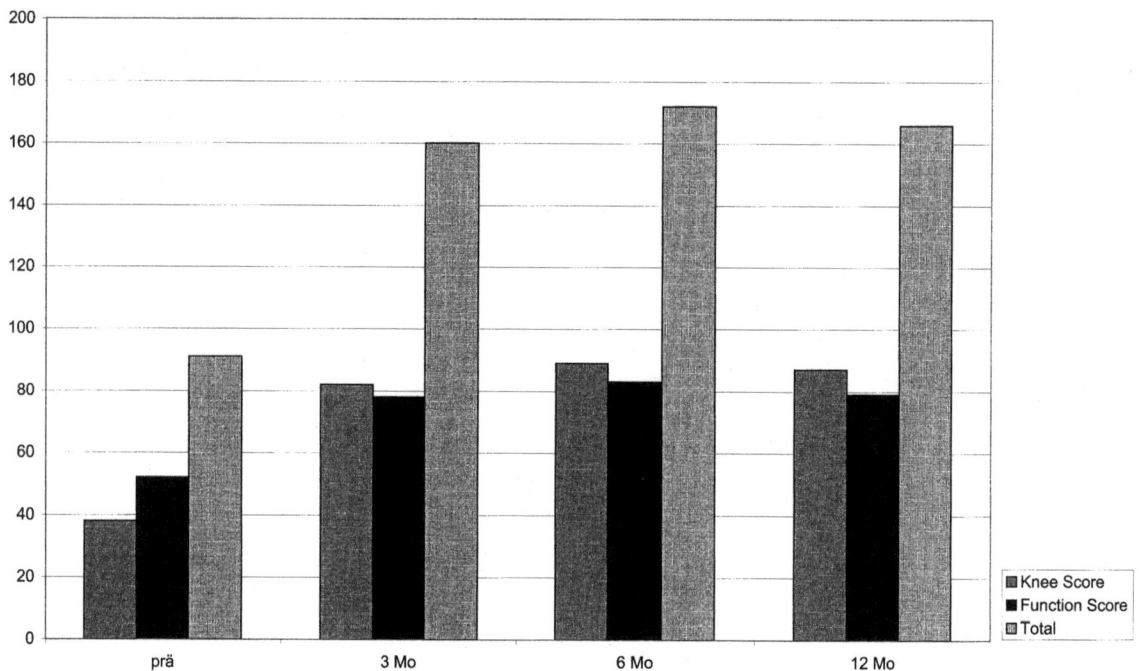

Abb. 5a. Knee Society Score CASPAR-Gruppe

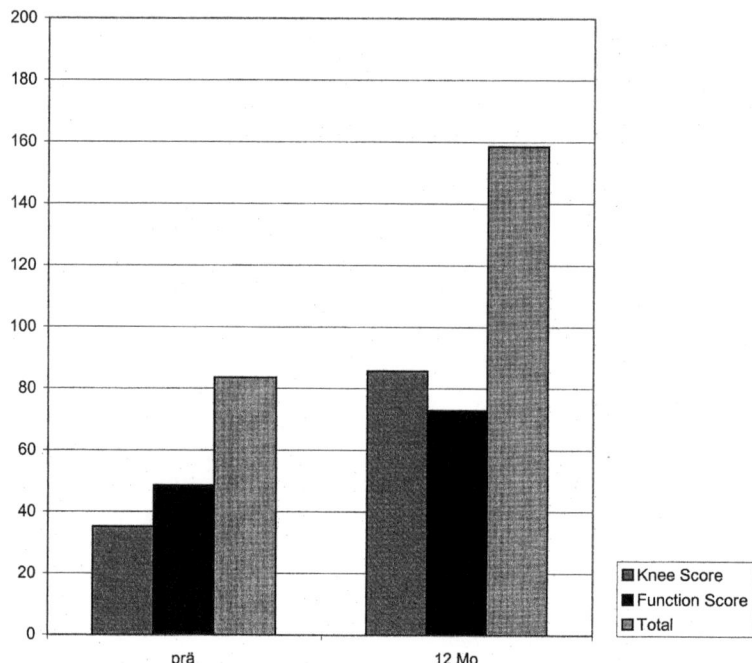

Abb. 5b. Knee Society Score Manuelle Gruppe

Durch die Möglichkeit der dreidimensionalen Planung unter Berücksichtigung aller Winkel und Achsen erkennt man jetzt schon deutlich die Unzulänglichkeiten bestehender Endoprothesensysteme. Man ist geneigt, sich aus mehreren Systemen das individuell für den jeweiligen Patienten geeignetste Implantat auszusuchen bzw. die Systeme zu verbessern, damit sie mit der Präzision der Planung und ihrer Umsetzung bei der Implantation Schritt halten können. In den Vordergrund rückt bei zementfreien Implantaten erneut die Diskussion über die Oberflächenbeschichtung: Hydroxylapatit oder Porous coated. Diese Unterschiede müssen in prospektiven, zuverlässigen Studien evtl. einschließlich Migrationsmessungen unter Einschluss der Radiostereometrischen Analyse (RSA) eruiert werden.

Für die Zukunft stellen wir uns weiterhin vor, dass Operations-Roboter mit Navigationssystemen kombiniert werden, um die Vorzüge aller computerassistierten Systeme auszuschöpfen und einen perfekten Sitz der Implantate bei idealen Bandverhältnissen zu erreichen. Durch den Einsatz präziser Robotertechnik wären auch minimal invasive Operationszugänge bei der Kniegelenksprothetik denkbar. So ließen sich z. B. einseitig oder beidseitig unicondyläre Schlittenprothesen über minimale Hautinzisionen einbringen, da ein breites Freilegen des Operationsfeldes wie bei der herkömmlichen Technik nicht notwendig ist.

Insgesamt muss festgestellt werden, dass sich die roboterassistierte Knieendoprothetik noch am Anfang einer vielversprechenden Entwicklung befindet. Die Technik ermöglicht schon heute eine reproduzierbar präzisere Implantation durch die Möglichkeit der präoperativen dreidimensionalen Planung und der exakten Umsetzung dieser Planung durch den Roboter. Ob sich diese Vorteile langfristig für den Patienten auszahlen, werden Langzeitstudien ergeben.

Navigationssysteme

Über Navigationssysteme in der Knieendoprothetik haben in diesem Buch R. Mielke aus Sendenhorst für das Orthopilot-System und K. P. Günther aus Ulm für das Navitrak^{TM}-System bereits berichtet. Wir haben selbst auch Erfahrungen mit dem Orthopilot-System, das in dem Beitrag von Mielke umfassend dargestellt ist und verzichten deshalb hier auf die Darstellung unserer Erfahrungen mit dem Orthopilot-System.

Wie für die Robotik ist auch für die Navigation die Verbesserung der Implantationsqualität und der Operationsplanung das entscheidende Argument, um einen derartigen Einsatz mit erhöhtem technischen Aufwand und durchaus auch verlängerter Operationszeit zu erwägen. Wie in der Einleitung ausgeführt, lässt es sich ja zeigen, dass frühzeitiges Implantatversagen direkt mit der Implantationsqualität korreliert. Es sind also alle Bemühungen um eine optimale Implantation der Knieendoprothesen äußerst sinnvoll, und hierzu können natürlich Navigationssysteme allein, aber auch in Kombination mit Fräsrobotern sicherlich in der Zukunft hilfreich eingesetzt werden und verbesserte Ergebnisse erbringen.

F. Picard hat eine sinnvolle Einteilung für computerassistierte Kniechirurgie [23] hinsichtlich Robotik und Navigation auf dem CAOS-Kongress in Davos 07. bis 10. Februar 2001 vorgeschlagen:

1. Robotersysteme
1.1   Aktive Robotersysteme
1.2   Semi-aktive Robotersysteme
1.3   Passive Robotersysteme

2. Navigationssysteme
2.1   Systeme zur präoperativen Planung mit dreidimensionalen CT- oder MRI-Daten
2.1.1 Systeme, die patientenspezifische Daten einsetzen
2.1.2 Systeme, die allgemeine, nichtpatientenspezifische Daten für die Modellgenerierung verwenden
2.2   Navigationssysteme zur intraoperativen Planung und Navigation
2.2.1 Intraoperative Systeme, die durch intraoperative Bildgebung, insbesondere durch Röntgen-/Bildwandlerdaten, unterstützt werden
2.2.2 Kinematische Systeme, die durch intraoperative Digitalisierung, teils mit Oberflächen-Erfassung, ein Bild von der Patientenanatomie aufbauen.

Die Stereotaxie in der Neurochirurgie muss als direkter Vorläufer unterschiedlichster Navigationssysteme verstanden werden. Die ersten chirurgischen Navigationssysteme basierten auf CT-gesteuerten Datensätzen und erforderten eine präoperative Computertomographie. Kinematische und intraoperative Techniken mit Oberflächenmatching sowie der Abgleich mit Bildwandlertechniken entwickelten sich zeitlich danach später, um die Methodik zu vereinfachen und kostengünstiger zu gestalten.

In der Kniechirurgie und bei der Implantation von Knietotalendoprothesen sind die verschiedensten Techniken im Moment noch parallel nebeneinander in der klinischen Erprobung und in der Weiterentwicklung. Durch CT und MRI steht uns eine große Flut von präoperativen Daten zur Verfügung, deren Übertragung in intraoperative Informationsquellen aber bisher noch nicht vollständig gelöst ist. Hier haben die obengenannten Systeme, insbesondere natürlich auch die Navigation, begonnen in der orthopädischen Chirurgie Lücken zu schließen und Verbesserungen herbeizuführen [12].

Der Weg, im CT oder MRI zu operieren, hat sich bisher nicht zuletzt aufgrund der damit verbundenen hohen Kosten und räumlichen Schwierigkeiten nicht durchgesetzt. Die Navigation und ggf. auch die Robotik oder die Kombination von Navigation und Robotik könnten hier eine einfache Handhabbarkeit der wertvollen Daten aus den dreidimensionalen Schnittbildverfahren ermöglichen.

Das hier in diesem Buch beschriebene Orthopilot-System als vergleichsweise einfaches Navigationssystem [15] verzichtet auf CT- und MRT-Daten, die präoperativ erhoben würden. Es bietet damit natürlich sowohl in zeitlicher Hinsicht als auch hinsichtlich der Belastung des Patienten und der Kosten eine relativ günstige Lösung. Andererseits bedeutet dieser Verzicht auf präoperativ erhobene 3-dimensionale Daten eine Einschränkung der präoperativen Planungsmöglichkeit.

Bei jedem Navigationssystem ist es notwendig, die Instrumente zu kalibrieren, eine Registrierung des Bilddatensatzes durchzuführen und eine Referenzierung anzuschließen. Ziel der Registrierung ist es, das tatsächlich zu operierende Knie und das virtuelle Knie in Übereinstimmung zu bringen, sodass mit Hilfe des Navigators dann operative Maßnahmen sicher gesteuert werden können.

Für die praktische Anwendung besteht kein wesentlicher Unterschied bei den verfügbaren Systemen, ob passive Markersysteme eingesetzt werden, die über keinerlei Kabel verfügen und dadurch auch intraoperativ leichter zu handhaben sind (Abb. 6) oder ob aktive optoelektronische Navigationssysteme eingesetzt werden, die alle Instrumente mit mehr oder weniger rigiden Kabeln verbunden haben (Abb. 7), womit sich verschiedenste Eingriffe navigieren lassen.

Von weiterer Bedeutung für die praktische Durchführung ist, ob präoperative CT-Daten eingesetzt werden müssen oder ob diese aufgrund der kinematischen Systeme oder einer intraoperativen Abgleichung mit Röntgen-/Bildwandlerdaten nicht erforderlich sind. Bei den rein intraoperativ eingesetzten Systemen ist, wie oben bereits ausgeführt, eine präoperative Planung natürlich mit diesen Daten nicht möglich. Dies kann von Nachteil sein, insbesondere bei komplexen Aufgaben an der Wirbelsäule,

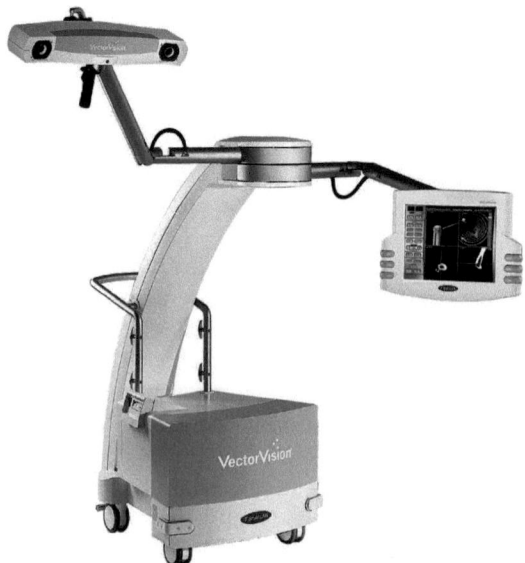

Abb. 6. BrainLab Vector Vision – Universalnavigationsgerät

vor allem der Halswirbelsäule. Andererseits ist der technische, finanzielle und zeitliche Aufwand deutlich geringer, wenn auf präoperative Datengewinnung durch CT oder Kernspin verzichtet werden kann.

Der intraoperative Abgleich bietet andererseits große Vorteile, da durch veränderte Lagerung, veränderte Oberflächenstrukturen nach operativen Maßnahmen und durch den Fortgang der Operation ein Zustand eingetreten sein kann, der mit den präoperativen Daten nur noch bedingt übereinstimmt.

Letzten Endes müssen die Systeme im weiteren Verlauf zeigen, was klinisch wirklich für eine Verbesserung der Ergebnisse erforderlich ist und eingesetzt werden muss. Eine Vielzahl von Studien wird dies in der Zukunft zeigen müssen. Bei allen Navigationssystemen ist es wünschenswert, wenn der Chirurg völlig frei bleibt in der Wahl der zu verwendenden Implantate und sich das System ausschließlich auf die Navigationstechnologie fokussiert.

Ein modularer Aufbau erscheint ebenso sinnvoll, um die raschen Veränderungen sowohl in Software- als auch Hardware-Bestandteilen einfach integrieren zu können und um auch andere Anwendungen am Bewegungsapparat nicht nur in der Knieendoprothetik, sondern auch bei der Kreuzbandchirurgie [2, 22], bei Hüft- und Wirbelsäulenproblemen und bei vielen anderen Fragestellungen mit dem gleichen System durchführen zu können.

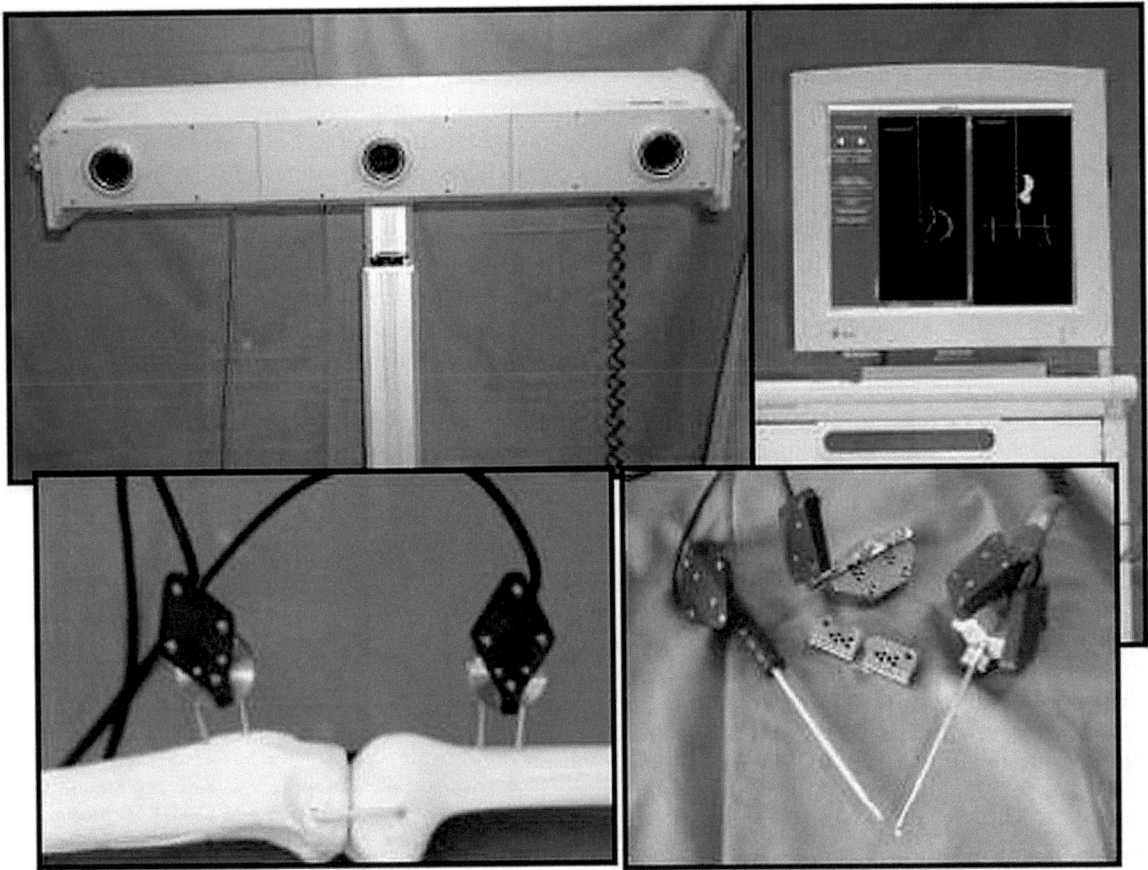

Abb. 7. Medivision Opto Trak Kamera, Light Emitting Diodes (LED) mit Kabeln, Computer, Instrumente mit Kabeln

Die Schulung des Op-Personals, der Umgang mit dem System und die Handhabung präoperativ und insbesondere im Operationssaal werden dadurch erheblich erleichtert. Dies sollte nicht zu gering eingeschätzt werden, da hier durchaus Motivationsprobleme bestehen können.

Inwieweit eine Touchscreen-Technologie, die der Operateur steril mit ablauforientierter Software selbst bedienen kann, vorteilhaft ist, muss auch die weitere Entwicklung zeigen. Aber oft ist es dadurch möglich, weiteres Personal im Op-Saal einzusparen.

Es erscheint insbesondere wichtig, das gewohnte Instrumentarium weiterverwenden zu können, es binnen kurzer Zeit einzulesen und – wenn möglich – doch mit passiven Markern nutzen zu können, damit der Umstand der vielen sich überkreuzenden Kabel oder die Anschaffung von teuren Spezialinstrumentarien vermieden werden kann.

Wenn eine intraoperative Bildwandlerkontrolle oder Datenergänzung wichtig, sinnvoll und wünschenswert erscheint, so sollte dies mit handelsüblichen Bildwandlern, die einen entsprechenden Registrierungsaufsatz erhalten, durchführbar sein. Die Kosten, die mit Navigation und Anschaffung eines Navigationssystems verbunden sind, könnten sonst ins nicht mehr Kalkulierbare wachsen.

Die Vergleichsstudie der intraoperativen Navigation zu konventionellen Operationsverfahren und zu der Robotik ist aufgrund der eingesetzten neuen Systeme erst angelaufen. Eingesetzt wird hier wie in der konventionellen Operationsmethodik das Zimmer-Nex-Gen-Knietotalendoprothesen-System. Sowohl eine CT-basierte dreidimensionale Planung als auch eine intraoperative Technik mit Oberflächenmatching und Bildwandlertechnologie kommen zum Einsatz und werden vergleichend prospektiv untersucht.

Die angelegten Kriterien sind identisch zu denen, die bei der roboterassistierten Implantation von Knietotalendoprothesen eingesetzt wurden. Entsprechende Scores und Nachuntersuchungsprotokolle kommen zum Einsatz, sodass im weiteren Verlauf ein Vergleich der Ergebnisse und des damit verbundenen Aufwandes und der Kosten möglich sein wird. Eine Aussage ist zum jetzigen Zeitpunkt noch nicht möglich.

Für das Robotersystem spricht die hohe Präzision durch Übertragung der präoperativen Planung in die operative Situation; für die Navigationssysteme sprechen zum jetzigen Zeitpunkt vor allem die Vielseitigkeit, die es erlaubt, Navigation bei Endoprothetik von Knie und Hüfte, in der Wirbelsäulenchirurgie, in der Traumatologie und in der allgemeinen Orthopädie, insbesondere auch in der Sportorthopädie mit dem selben System durchzuführen. Mit dem uns im Moment zur Verfügung stehenden BrainLab-System lässt sich sowohl die präoperative Planung oder die intraoperative Planung und Navigation durchführen, es können entsprechende Implantate aus der Implantatdatenbank optimal dazu ausgesucht werden, das Planungsresultat wird in den operativen Situs übertragen, dreidimensionale Schneideblock-Positionierung und fortlaufende intraoperative Kontrollen versprechen eine hohe Präzision bei vertretbarem zeitlichen Mehraufwand zum jetzigen Zeitpunkt. Da der Operateur durch die Touchscreen-Technik selbst direkt die einzelnen Schritte am Bildschirm steuern kann, ist der personelle Aufwand identisch mit dem Aufwand bei einer sonst üblichen Knieendoprothesen-Implantation.

Inwieweit die Ergebnisse mit der intraoperativen Bildwandler-Registrierung ebenso gut sind wie wenn präoperative CT-Daten eingesetzt werden, müssen die prospektiven Studien zeigen.

Zusammenfassend bleibt festzuhalten, dass ständige Verbesserungen der Qualität und die Qualitätskontrolle in der operativen Medizin und insbesondere in der orthopädischen Chirurgie uns dazu geführt haben, auch in der Knieendoprothetik computerassistierte Operationsmethoden einzusetzen, zu prüfen und zu perfektionieren. Die Entwicklung steht noch immer am Anfang, aber es ist absolut sicher, dass in der Vereinheitlichung und Verbesserung der intraoperativen Qualität die größten Potentiale für eine Verbesserung der Langzeithaltbarkeit von künstlichen Gelenken liegen [23]. Minimierung der intraoperativen Risiken, absolut präzise Funktion der neuen Implantate über einen möglichst langen Zeitraum bei vertretbarer Patientenmehrbelastung muss das Ziel sein, mit dem wir die neuen Systeme perfektionieren werden.

Ob eine Kombination aus Navigation und Robotik dabei entsteht oder sich lediglich die höhere Präzision der Navigationssysteme – in welcher Form auch immer – in der Zukunft durchsetzen wird, muss durch wissenschaftliche Untersuchungen und prospektive Studien herausgearbeitet und ggf. für unterschiedliche Fragestellungen auch unterschiedlich beantwortet werden. Mag im einen Fall die intraoperative Navigation mit Oberflächenmatching oder kinematischen Daten ausreichend sein, so ist vielleicht im anderen Fall eine präoperative dreidimensionale Planung auf Computertomographie-basierten Daten ebenso erforderlich wie die exakte intraoperative Fräsung durch einen Fräsroboter. Die vielfältigen Möglichkeiten, die computerassistierte Operationstechniken uns heute bieten, werden sich ebenso vielfältige Anwendungen erobern.

Literatur

1. Aglietti P, Buzzi R (1988) Posteriorly stabilised total-condylar knee replacement. J Bone Joint Surg 70B:211–216
2. Bernsmann K, Rosenthal A, Sati M, Stäubli HU, Cassens J, Mentrey J, Wiese M (2001) Multicentererfahrungen mit einem System zur computerassistierten vorderen Kreuzbandrekonstruktion. Orthopädische Praxis 37(1):1–5
3. Duffy GP (1998) Cement versus cementless fixation in total knee arthroplasty. Clinical Orthop Relat Res 356:66–72
4. Ecker ML, Lotke PA, Sindsor RE, Cella JP (1987) Long-term results after total condylar knee arthroplasty. Significance of radiolucent lines. Clin Orthop 216:151–158
5. Feng EL, Stuhlberg SD, Wixon RL (1994) Progressive subluxation and polyethylene wear in total knee replacements with flat articular surfaces. Clin Orthop 299:60–71
6. Gebhard F, Kinzl L, Arand M (2000) Computerassistierte Chirurgie. Unfallchirurg 103:612–617
7. Goodfellow JW, O'Connor JJ (1986) Clinical results of the Oxford knee. Clin Orthop 205:21–24
8. Heeckt PF, Ruehl M, Buchhorn G et al (1999) Computer Assisted Surgical Planning and Robotics mit dem CASPAR-System. In: Jerosch J, Nicol K, Peikenkamp K (eds) Rechnergestützte Verfahren in Orthopädie und Traumatologie. Steinkopff, Darmstadt, pp 414–433
9. Howe RD, Matsuoka Y (1999) Robotics for surgery. Annu Rev Biomed Eng 1:211–240
10. Insall JN, Binzzir R, Soudry M, Mestriner LA (1985) Total knee arthroplasty. Clin Orthop 192:13–22
11. Jeffery RS, Morris RW, Denham RA (1991) Coronal alignment after total knee replacement. J Bone Joint Surg 73B:709–714

12. Langlotz F, Nolte LP (1999) Intraoperative Navigationssysteme. In: Jerosch J, Nicol K, Peikenkamp K (eds) Rechnergestützte Verfahren in Orthopädie und Traumatologie. Steinkopff, Darmstadt, pp 399–461
13. Laskin RS (1990) Total condylar knee replacement in patients who have rheumatoid arthritis. A ten year follow-up study. J Bone Joint Surg 72A:529–535
14. Malzer U, Schuler P (1998) Die Komponentenausrichtung beim Oberflächenersatz des Kniegelenkes. Orthopädische Praxis 3:141–146
15. Mielke RK, Clemens U, Jens JH, Kershally S (2001) Navigation in der Knieendoprothetik – vorläufige klinische Erfahrungen und prospektiv vergleichende Studie gegenüber konventioneller Implantationstechnik. Z Orthop 139:109–116
16. Nuo-Siebrecht N, Tanzer M, Bobyn JD (2000) Potential errors in axial alignment using intramedullary instrumentation for total knee arthroplasty. J Arthroplasty 15:228–230
17. Petermann J, Kober R, Heinze R, Frölich JJ, Heeckt PF, Gotzen L (2000) Computer-assisted planning and robot-assisted surgery in anterior cruciate ligament reconstruction. Operat Techn Ortho 10:50–55
18. Petersen TL, Engh GA (1988) Radiographic assessment of knee alignment after total knee arthroplasty. J Arthroplasty 3:67–72
19. Picard F, Leitner F, Raoult O, Saragaglia D (1999) Computer Assisted Total Knee Arthroplasty. In: Jerosch J, Nicol K, Peikenkamp K (eds) Rechnergestützte Verfahren in Orthopädie und Traumatologie. Steinkopff, Darmstadt, pp 461–471
20. Ranawat CS, Adjei OB (1988) Survivorship analysis and results of total condylar knee arthroplasty. Clin Orthop 323:168–173
21. Ritter M, Merbst WA, Keating EM, Faris PM (1991) Radiolucency at the bone-cement interface in total knee replacement. J Bone Joint Surg 76A:60–65
22. Sati M, Stäubli HU, Bourquin Y, Kunz M, Käsermann S, Nolte LP (2000) Clinical integration of computer-assisted technology for arthroscopic anterior cruciate ligament reconstruction. Operat Techn Ortho 10:40–49
23. Siebert W (2002) Heutiger Stellenwert der intraoperativen Navigation und der roboterassistierten Operationstechnik in Orthopädie und Traumatologie. In: Laubach E, Mau F, Mau Th (eds) Medizin im 21. Jahrhundert. Springer, Berlin, pp 305–322
24. Stern H, Insall JN (1992) Posterior stabilized Prosthesis. J Bone Joint Surg 74A:980–986
25. Tew M, Waugh W (1985) Tibiofemoral alignment and the results of knee replacement. J Bone Joint Surg 67B:551–556

Roboterassistiertes Operieren – Orientierende Leitsätze

Vorschläge für orientierende Leitsätze „Roboterunterstütztes Operieren"

J. Hassenpflug

Die Einführung computer- und roboterunterstützter Operationen verlief stürmisch und wurde zunächst in weiten Bereichen von den Interessen der anbietenden Herstellerfirmen dominiert. Aus Sicht der Industrie war verständlicherweise neben dem Wunsch zur Innovation das Ziel vorhanden, die ungewöhnlich hohen notwendigen Investitionskosten für derartige neue Technologien in überschaubaren Zeiträumen wieder zu erwirtschaften. Dies führte zu öffentlichen Diskussionen in der Laienpresse, insbesondere über roboterunterstützte Operationen, die die Operateure teilweise unter beträchtlichen öffentlichen Druck setzten. Auch Gesichtspunkte des Marketings bewegten manche Kliniken, derartige Systeme anzuschaffen und einzusetzen. Angesichts der vielfältigen neuen Fragestellungen, die mit diesen Techniken aufgeworfen wurden, war die Anwendung von roboterunterstützten Operationstechniken durch eine geringe Koordination zwischen den verschiedenen Anwendern dieser neuartigen und hochkomplexen Verfahren gekennzeichnet. Die Diskussion sowohl innerhalb der Fachgesellschaften als auch in der Öffentlichkeit war geprägt durch ein hohes Maß an Emotionalität und weniger durch eine sachbezogene Analyse der Hintergründe und vor allem der potentiellen Entwicklungsmöglichkeiten dieser Techniken.

In dieser Situation fand sich im Jahr 2000 eine Arbeitsgruppe aus Orthopäden und Unfallchirurgen zusammen, die versuchte, für die Anwendung dieser Systeme orientierende Leitsätze aufzustellen.

Zusammensetzung der Arbeitsgruppe

Dr. Birke, Halle, Prof. Börner, Frankfurt, Prof. Decker, Hannover, Dr. Decking, Münster, PD Dr. Gebhard, Ulm, Prof. Hassenpflug, Kiel, PD Dr. Joka, Essen, Prof. Kinzel, Ulm, PD Dr. Lahmer, Frankfurt, Prof. Dr. Lukoschek, Heidelberg, PD Dr. Reichel, Halle, Prof. Siebert, Kassel

Hintergrund waren erste Erfahrungen im Umgang mit roboterunterstützten Operationen. Ziel war eine bessere Kommunikation über Probleme und Möglichkeiten der neuen Techniken und gleichzeitig eine Art Frühwarnsystem für Schwierigkeiten und unerwünschte Effekte vorzustellen. Darüber hinaus galt es, eine Plattform für eine multizentrische, übergreifende und unabhängige Dokumentation zu schaffen. Trotz des hohen Material- und Kostenaufwandes für roboter- und computergestützte OP-Techniken konnte eine solche Dokumentation bis heute noch nicht etabliert werden.

Die Vorschläge orientierender Leitsätze waren formal nicht in den entsprechenden Kommissionen der Fachgesellschaften angesiedelt, so dass sie später nicht veröffentlicht wurden. Die nachfolgenden Vorschläge sind nicht formal abgestimmt und haben damit keine Repräsentativität – also auch nicht den formalen Status einer S1-Leitlinie. Eine offizielle Stellungnahme der Fachgesellschaften zu diesen aufwendigen, kostenintensiven und öffentlich diskutierten Techniken ist bis heute nicht ergangen.

Orientierende Leitsätze „Roboterassistiertes Operieren" – Entwurf

A. Vorbedingungen

1. Für roboterunterstützte Operationen ist ein mehrstufiger Schulungsnachweis erforderlich:
   Kurs A: Standardisierte Einweisung von Ärzten und Personal durch den Hersteller in die technischen Abläufe des Planungsvorganges und der Gerätenutzung.
   Hospitationen in verschiedenen Ausbildungskliniken zum Erlernen des operativen Ablaufes.

Kurs B: Unter Leitung und zertifiziert von den Fachgesellschaften (DGU, DGOT) sollten dringend medizinisch-theoretische Veranstaltungen besucht werden, die z.B. Indikationen für roboterunterstützte Eingriffe, Möglichkeiten und Grenzen dieser Verfahren, Besonderheiten prothesentypischer Planungs- und Verankerungsformen usw. erörtern.

2. Die Qualifikation der Anwender von roboterunterstützten Operationstechniken muss mindestens dem Facharztstandard entsprechen; zusätzlich sind biotechnische Grundkenntnisse und besondere Erfahrungen in der Endoprothetik auch im Umgang mit deren spezifischen Komplikationen notwendig.
3. Voraussetzung für die Durchführung roboterunterstützter Operationen an einer Klinik ist eine umfassende Möglichkeit zur Dokumentation der Indikation, der intraoperativen Situation und der Ergebnisse.

B. Operationsablauf

1. Die ersten Planungen und Operationen müssen vor Ort durch den Hersteller kompetent begleitet werden.
2. Die Operationsabläufe müssen transparent dokumentiert werden. Wesentliche Funktionsdaten des Systems müssen, falls gewünscht, auch dem Operateur zugänglich sein.

C. Qualitätssicherung

1. Standardisierte Aufklärungsgespräche und einheitliche Dokumentationsbögen sind zu entwickeln (Arbeitskreise).
2. Die operierten Patienten müssen prospektiv erfasst werden und herstellerunabhängig übergreifend anonymisiert dokumentiert werden, z.B. roboterspezifische Komplikationen, Fehlfräsungen, intraoperative Stops, Abbrüche, Probleme durch das Pinsetzen sowie operateurbedingte Fehler. Die Standzeiten der Prothesen müssen durch geeignete Verfahren (z.B. SQS, Deutsches Endoprothesenregister) dokumentiert werden (Arbeitskreise). Eine Pflichtvorlage der Ergebnisse ist einzufordern.
3. Problembereiche und Komplikationsmöglichkeiten müssen umgehend allen Anwendern transparent gemacht werden. Für den strukturierten Erfahrungsaustausch der Anwender ist zweimal jährlich ein internes Treffen vorzusehen, bei dem sowohl mit als auch ohne Beteiligung von Industrievertretern informiert wird (roboterbezogen und prothesenbezogen).
4. Eine regelmäßige Weiterbildung der Anwender über die spezifischen Fragen roboterunterstützter Operationen ist nachzuweisen (Fachgesellschaften).

D. Empfehlungen

1. Juristische Verantwortlichkeiten und Grundsatzfragen müssen in Zusammenarbeit mit der Fachgesellschaft geklärt werden.
2. Roboterunterstützte OP-Techniken dürfen nicht zu Marketingzwecken missbraucht werden.

Als Minderheitenvotum wurden Probleme mit dem Zertifikat Kurs B der Fachgesellschaften und der in Punkt A2 angesprochenen Qualifikationen der Anwender „biotechnische Grundkenntnisse und besondere Erfahrung in der Endoprothetik" genannt.

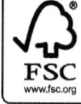

MIX
Papier aus verantwortungsvollen Quellen
Paper from responsible sources
FSC® C105338

If you have any concerns about our products,
you can contact us on
ProductSafety@springernature.com

In case Publisher is established outside the EU,
the EU authorized representative is:
**Springer Nature Customer Service Center GmbH
Europaplatz 3, 69115 Heidelberg, Germany**

Printed by Libri Plureos GmbH
in Hamburg, Germany